Über den Autor:

Dr. med. Klaus-Dieter Platsch ist Arzt für Innere Medizin, chinesische Medizin und Psychotherapie. Er ist Dozent der Deutschen Ärztegesellschaft für Akupunktur , Leiter des Instituts für Integrale Medizin und Begründer und Leiter des medizinischen Begleitstudiums Caring and Healing an der Akademie der Steinbeis Hochschule Berlin . In seinen Büchern und seiner umfangreichen Seminar- und Vortragstätigkeit geht es unter anderem um die Entwicklung einer integralen Medizin und einer heilsamen ärztlichen und therapeutischen Persönlichkeit.

Dr. med. Klaus-Dieter Platsch

Was heilt

Die tieferen Dimensionen
im Heilungsprozess

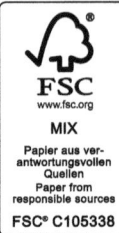

Erste Auflage 2007 Theseus Verlag Stuttgart
in der Kamphausen Media GmbH
Zweite und dritte Auflage 2009 und 2013
Knaur Taschenbuch, München
Vierte vorliegende Auflage 2018 bei Books on Demand, Norderstedt
Copyright © 2018 beim Autor.
Herstellung und Verlag:
BoD - Books on Demand, Norderstedt
Printed in Germany
ISBN 9 783752 832457

Inhalt

Einleitung

Was heilt« ist der Versuch, eine neue Dimension für eine heilende Medizin des 21. Jahrhunderts zu entwerfen, eine Dimension, die den Menschen in *all* seinen Aspekten würdigt und *alle* uns bekannten Möglichkeiten eines Heilungsprozesses ausschöpft.

Dazu muss sich die Medizin erneuern und das alte Paradigma eines materiellen Weltbildes, in dem der kranke Mensch eine beliebig zu reparierende und zu manipulierende Maschine ist, in ein neues Paradigma erweitern. In diesem neuen Paradigma bleiben die Erkenntnisse und Errungenschaften der konventionellen Medizin erhalten, aber es entsteht Platz für das, was über den Rahmen von Materie und Technik hinaus heilt.

Unter anderem kann die moderne Physik der Medizin einen neuen Weg weisen. So ist das Phänomen der Nicht-Lokalität, das Themen wie Sensitivität und Fernheilungen erklären kann, dort bestens untersucht. Jenseits der Materie gelten nicht mehr die Gesetze von Raum und Zeit. Die moderne Physik spricht von unserem Universum als einem Meer der Möglichkeiten, was sich mit der Erfahrung von Menschen, die heilen, deckt:

Heilung ist grundsätzlich immer möglich – nicht machbar, aber möglich durch eine allem Leben innewohnende Intelligenz. Heilung geschieht im heilenden Feld – auf einer feinen Ebene des Bewusstseins, das umfassender ist als der Verstand. Das heilende Feld hat die Qualität einer über das Persönliche hinausgehenden Liebe, die sich auf das tiefere Wesen des Menschen bezieht. Auf dieser Ebene gibt es keine Trennung zwischen Arzt und Patient – zwischen den Menschen, ihren Beziehungen und der Welt. Die Erfahrung der Allverbundenheit – auch eine Qualität des heilenden Feldes – bildet eine innere Grundlage für jeden Heilungsprozess, sie versöhnt Gegensätze und fördert die Heilkräfte. Heilung vollzieht sich unabhängig von Raum und Zeit.

Heilung im heilenden Feld umfasst jede Art der Medizin: Schulmedizin, Komplementärmedizin und nicht-lokale Medizin wie Fernheilung und Gebet. Ein in dieser Weise ganzheitlich arbeitender Arzt oder eine solche Ärztin sollte unterscheiden können, wann bei welcher Krankheit und bei welchem Menschen welche Art der Medizin notwendig und sinnvoll ist. Der tiefere Heilungsprozess geschieht unabhängig von der angewandten Methode in einem Raum der Ganzheit. Sowohl Patienten als auch Ärztinnen und Ärzte können durch ihre innere Haltung und durch ein offeneres Bewusstsein dazu beitragen, einen solchen Prozess zur Entfaltung zu bringen. Wesentlich ist die Ausrichtung auf das im Menschen, was immer heil und unverbrüchlich ist, war und immer sein wird. Dieser heile Kern im Menschen ist immer, auch bei schwerster Krankheit, existent – er entspricht der Dimension des universellen Bewusstseins, dem, was größer ist als der Mensch, woraus wir Kraft für den Heilungsprozess schöpfen und das Gesundheit auf allen Ebenen neu erschaffen kann.

Behandlungsbeispiele aus meiner Praxis ergänzen die jeweiligen Themen und zeigen, dass in jedem Menschen ein weit größeres Heilungspotenzial steckt, als er für möglich hält, ein Heilungspotenzial, zu dem er selbst Zugang hat. Es ist ärztliche Aufgabe, den Menschen damit wieder in Verbindung zu bringen.

Heilung liegt nicht in der Hand des Arztes, sie liegt nicht in der Hand des Patienten: Das, was heilt, kommt aus der Dimension des Lebens, die unsere Quelle ist. Wenn das Herz sich dafür öffnet, wenn unser Bewusstsein sich dahin weitet, dann treten wir ein in das neue Paradigma – eine Medizin des 21. Jahrhunderts.

Wie viel Heilung
braucht die Medizin?

Die Frage »Was heilt?« ist keine Frage von Schulmedizin oder anderen medizinischen Heilsystemen und Methoden. Denn das, was heilt, kann in jeder Form der Medizin geschehen. Ein ganzheitlich wirkender Arzt kann schulmedizinisch orientiert oder auch ein Vertreter von Naturheilkunde, Homöopathie oder chinesischer Medizin sein, um nur einige Beispiele zu nennen. Das ist völlig egal. Es kommt in erster Linie auf die innere Qualität der Arbeit an, nicht auf die äußere Form der Medizin.

Wenn die Dimension der Menschlichkeit und der Ganzheit von Körper, Geist und Seele da ist, dann wird jede Art der Medizin ganzheitlich und heilsam. Fehlt sie, dann ist jede Medizin unbeseelt und verliert den wesentlichen Teil ihrer Heilkraft.

Das, was heilt, hat mit Verbindung und Verbundenheit zu tun. Mit sich selbst verbunden zu sein, mit den Menschen des eigenen Lebens und der Welt, in der man lebt, lässt Trennung überwinden; und das Gefühl der Trennung ist eine der stärksten Wurzeln von Kranksein und Krankheit.

Das den Menschen mit seiner tiefsten Natur verbindende und ihm sinngebende Element ist die eigentliche Grundlage jeder tieferen Heilung. Es wirkt als eine unter jedem Heilungsprozess liegende Matrix – eine Art alles verbindende Liebe, die sich heilsam auf den kranken Menschen auswirkt, die seine Heilkräfte mobilisiert und sein Gleichgewicht wiederherstellt.

Die vertrauensvolle Begegnung zwischen Arzt und Patient bzw. Patientin kreiert ein heilsames Feld, in dem Platz für jede medizinische Maßnahme und Methode ist, solange sie in Verbundenheit, gegenseitiger Achtung sowie in Offenheit und Liebe geschieht.

Trennung von Körper, Geist und Seele

Als Facharzt für Innere Medizin bin ich ein westlich ausgebildeter Arzt und Schulmediziner und habe einige Jahre in der medizinischen Grundlagenforschung und in der klinischen Forschung zugebracht. Die westliche Schulmedizin ist hervorragend und außerordentlich leistungsfähig in der Erforschung, Diagnostik und Therapie körperlich-organischer Krankheiten. Sie kann inzwischen auf ein immenses, kaum noch überschaubares Detailwissen zurückgreifen, das sich von Jahr zu Jahr enorm erweitert.

Eine ihrer besonderen Fähigkeiten liegt darin, dass sie ein immer genaueres Bild der körperlichen Strukturen und Funktionen ermöglicht und immer besser zu verstehen hilft, wie der Organismus auf der kleinsten Ebene von Zellen, Membranen und Genen funktioniert, so dass wir heute sehr genaue Vorstellungen darüber haben, wie bestimmte Krankheiten entstehen und wie sie zu behandeln sind.

In bestimmten Ärzte- und Patientenkreisen wird die Schulmedizin wegen ihres ausschließlich organisch-materiellen Bezugs mit dem Argument der Nicht-Ganzheitlichkeit abgelehnt und z. B. der Alternativmedizin der Vorzug gegeben. Eine solche Ausgrenzung erscheint mir aber nicht nur nicht sinnvoll, sondern sie diskriminiert die Menschen, die sich auf ihre jeweilige Art und mit ihrer medizinischen Ausrichtung mit Leib und Seele für die Gesundheit ihrer Patienten einsetzen. Bei einem organischen Problem kann die organisch orientierte Medizin das absolut Richtige und Angemessene sein. Gäbe es diese potente Medizin nicht, dann wäre meine heute erwachsene Tochter nicht mehr am Leben; als Kind war sie an Leukämie erkrankt. Es war die Schulmedizin, mit deren Hilfe meine Tochter wieder geheilt wurde. Dies wird mich mein Leben lang mit tiefer Dankbarkeit erfüllen und begründet sicherlich mein offenes Verhältnis zur Schulmedizin, auch wenn ich auf meinem eigenen medizinischen Weg in ganz andere Bereiche medizinischen Wissens geleitet worden bin.

Die großen Errungenschaften der westlichen Medizin sind möglich, weil sie klaren wissenschaftlichen Regeln der Forschung folgt wie die klassischen Naturwissenschaften. Danach gelten die Prinzipien von Objektivität und Überprüfbarkeit. Objektive Betrachtung ist in diesem Rahmen notwendig, birgt aber auch eine gewisse Gefahr, denn sie führt zur Versachlichung der Medizin – genauer des Menschen, um dessen Wohl sich die Medizin dreht. Der Mensch ist nicht nur objektiver Körper, Zellen oder Gene, sondern er hat auch ein Gemüt, Gefühle, einen Verstand und eine Seele. Das scheint die westliche Medizin und Forschung voneinander trennen zu müssen, um zu objektiver Erkenntnis zu gelangen.

Die westliche Schulmedizin betrachtet den Körper als etwas vom Geist und der Seele Getrenntes, als eine Ansammlung von Materieteilchen, Zellen, Geweben und Organen, die zum Gegenstand der Forschung und Behandlung werden.

Durch die Notwendigkeit zur Objektivität im Sinne des heute noch weitverbreiteten Newton-cartesianischen Weltbildes kommt es zwangsläufig zu einer Trennung von Subjekt und Objekt und damit zur Trennung von Arzt und Patient, von Gesundheit und Krankheit. So wird – und das gilt nicht etwa nur für die Schulmedizin – der Patient zum Objekt; und ungeachtet seiner Lebenssituation und Lebensweise, ungeachtet seines biographischen Hintergrunds und seiner Lebenserfahrungen, ungeachtet seiner persönlichen emotionalen, mentalen und spirituellen Entwicklung wird er eher wie eine Maschine betrachtet, diagnostiziert und therapiert. Im Mittelpunkt dieser Betrachtungsweise steht der Körper mit seinen physiologischen, biochemischen und biophysikalischen Funktionen.

Aber nicht nur der Körper ist Gegenstand westlicher Schulmedizin, sondern auch die Psyche, vertreten durch die Psychiatrie und die Psychotherapie. Dank *Sigmund Freud* ist seit über hundert Jahren die Psyche in der medizinischen Wissenschaft und Klinik verankert, allerdings weitgehend getrennt vom Körper.

Die westliche Schulmedizin ist inzwischen hochspezialisiert und technisch weit entwickelt. Zum Teil ist es den Fortschritten der Medizin zu verdanken, dass die Menschen im Westen älter werden, zum Teil sind es die besseren Lebensbedingungen. Allerdings sind trotz der sehr aufwendigen und fortschrittsbewussten Entwicklung im Ganzen gesehen die Menschen heute nicht gesünder als früher. Manche Krankheiten scheinen beherrscht zu sein, andere entstehen plötzlich neu.

Man kann sagen, dass die Geburtsstunde der modernen westlichen Medizin am Ende des 19. Jahrhunderts schlug. Mit der bahnbrechenden Erkenntnis von *Robert Koch,* dass Krankheiten durch Mikroben ausgelöst werden können, entwickelte sich ein noch heute gültiges Krankheitsverständnis. Er konnte damals zeigen, dass die Tuberkulose durch Tuberkel-Bazillen, die in die Körperzellen eindringen, hervorgerufen wird. Diese Befunde führten zu der Vorstellung, dass Krankheiten von außen in den Körper eindringen. Aber bereits einer seiner Zeitgenossen, der Mikrobiologe *Pascal Pasteur,* erkannte, dass es für die Entstehung von Krankheiten nicht allein auf die Bakterien oder Viren ankommt, sondern genauso auf das Milieu, auf das sie im Organismus treffen. Nur wenn der Organismus zur Krankheit bereit ist, können die Bakterien auch einen Angriffspunkt finden. Auf dem Totenbett soll er gesagt haben: »Die Mikrobe ist nichts, der Boden ist alles.«[1]

Am Beispiel der Tuberkulose kann man das leicht nachvollziehen, denn solange es noch keine antibiotischen Medikamente gab, wurden die Kranken in Sanatorien untergebracht, wo sie mit Ruhe, Liegekuren und guter, kalorienreicher Ernährung in der reinen Luft der Hochgebirge behandelt wurden. Man wusste, wenn etwas heilen konnte, dann die guten Lebensbedingungen und die gute Luft, da man noch keine Medikamente gegen Tuberkulose kannte.

Lange glaubte man, dass Armut und Unterernährung wesentliche Voraussetzungen für Tuberkulose seien, weshalb diese Krankheit im Wohlstand der westlichen Hemisphäre für lange Zeit ausgerottet zu sein schien. Nun ist Tuberkulose seit etwa zwanzig Jahren wieder verstärkt nach Europa zurückgekehrt und verbreitet sich trotz guter äußerer Lebensbedingungen. So wurden in Deutschland im Jahr 2005 etwa 6500 Erkrankungsfälle mit etwa 500 Todesfällen verzeichnet. Erste Studien weisen darauf hin, dass heute emotionale Faktoren eine entscheidende Rolle spielen, insbesondere die Vereinzelung und Isolation vieler Menschen unserer Wohlstandsgesellschaft.[2] Der traditionellen chinesischen Medizin, die von Haus aus ein integriertes Verständnis von den körperlichen, emotionalen, mentalen und spirituellen Faktoren für die Gesundheit und die Entstehung von Krankheiten hat, ist dieser Zusammenhang seit langem bekannt und selbstverständlich. In ihr gilt das Gefühl der Trauer, hervorgerufen durch Trennung und Isolation, als geradezu spezifische Ursache für Erkrankungen der Atemwege und damit auch der Tuberkulose.

Noch vor wenigen Jahrzehnten war die westliche Medizin sehr zuversichtlich, dass mit der Entwicklung der Antibiotika das Ende aller Infektionskrankheiten kurz bevorstehe. Aber auch die Natur der Mikroben ist intelligent, und so sehen wir eine immer größere Resistenzentwicklung bei den Bakterien – teils auch durch unkritisch verabreichte Antibiotika –, so dass wir im Gegenteil einen weltweiten drastischen Anstieg der Infektionskrankheiten verzeichnen müssen. Erkrankungen, von denen wir angenommen hatten, dass sie mehr oder weniger ausgerottet seien, sind selbst in Westeuropa wieder da. Weltweit sind über 500 Millionen Menschen an Malaria erkrankt. Infektionen wie Aids oder SARS stehen wir nach wie vor hilflos gegenüber. Zuletzt drohte der Übergriff der Geflügelpest-Viren auf den Menschen.

Angesichts solcher Epidemien stellt sich die Frage, warum es zu solchen Massenseuchen kommt. Geht es in Anlehnung an *Pascal Pasteur* vielleicht eher um die globalen Lebensbedingungen für Mensch, Tier und Umwelt als um die Mikroben?

Sind wir es selbst, die den Nährboden für diese Krankheiten bereiten, weil wir in einer immer globaleren Welt nicht auf eine globale Verantwortung für diese Welt achten? In den letzten Jahrzehnten haben sich in der westlichen Welt neben den körperlichen Volkskrankheiten wie z. B. Herz-Kreislauf-Krankheiten, Stoffwechselkrankheiten und Krebs psychische Krankheiten wie Angststörungen und Depressionen stark verbreitet. Jeder zweite bis dritte Europäer und US-Amerikaner erkrankt mindestens einmal in seinem Leben an einer solchen Störung. Die westliche Schulmedizin versucht unter anderem organische Ursachen dieser Krankheiten zu finden, um entsprechende Medikamente entwickeln zu können. Der Griff zum Medikament kann in bestimmten Situationen hilfreich sein, darf aber nicht den Blick auf die Lebensbedingungen und Lebenssituationen der Patienten und Patientinnen verhindern. Denn wenn Menschen nur mit Antidepressiva behandelt werden, ohne Bezug auf ihre Lebensumstände zu nehmen, werden sie noch kränker. Ich sehe hierin eine Erklärung dafür, dass sich seit Einführung der Antidepressiva die Zahl der Depressionen verdoppelt hat.

Psychosomatische Medizin

Die über einhundertjährige Tradition der Psychoanalyse verbindet sich mit Ärzten wie *Sigmund Freud*, *Carl Gustav Jung* und *Alfred Adler*. Sie waren Wegbereiter für die Akzeptanz der Psyche in der modernen, körperorientierten Medizin des Westens. Schon sie beschrieben Wechselwirkungen zwischen Psyche und Körper wie z.B. bei den Konversionsneurosen, bei denen die Verdrängung einer psychischen Problematik zu einer Fehlfunktion des Körpers führt.

Diese Erkenntnisse flossen in die moderne Psychosomatik ein, eine Medizin, in der es um die Wechselwirkungen von Psyche und Körper geht. Zunächst wurden nur wenige Krankheiten als typische Psychosomatosen bezeichnet, unter anderen das klassische Asthma bronchiale, die Colitis ulcerosa (chronische Dickdarmentzündung) und die Anorexia nervosa (Magersucht). Heute spricht man bei allen Erkrankungen, bei denen ein psychischer Ursprung vermutet wird, von psychosomatischen Krankheiten oder Reaktionen.

Für die Schulmediziner, die gelernt hatten, sich an wissenschaftlicher Objektivität zu orientieren, war es nicht leicht zu akzeptieren, dass subjektive Befindlichkeiten und psychische Störungen einen Einfluss auf den Körper und die körperliche Gesundheit haben sollen. Dass diese Zusammenhänge existieren und auch wissenschaftlich erforscht werden, ist ein großes Verdienst von Ärzten wie *Thure von Uexküll, Viktor von Weizsäcker, Rolf Adler, Arthur Jores* oder *Karl Köhle,* um nur einige Namen zu nennen.

Mit der Psychosomatik hielt das Subjekt Einzug in die objektorientierte Medizin. Erkenntnistheoretisch basiert aber auch sie auf der Subjekt-Objekt-Trennung, wenngleich sie die Beziehung zwischen beiden anerkennt, deren Interaktionen allerdings linear und kausal versteht: Ein psychisches Problem oder ein Konflikt führt zu einer Krankheitsreaktion des Körpers, z.B. zu Magenschmerzen, Atemnot oder Kopfweh. Die umgekehrte Reaktionsweise lässt sich als somato-psychische Reaktion bezeichnen: Schwere Krankheit oder Behinderung stellt sich als Ursache für eine Depression oder eine Angststörung heraus.

Im Wesentlichen werden psychosomatische Krankheiten als Folgen aufgefasst: Die Psyche beeinflusst den Körper oder umgekehrt. Dabei bleiben Psyche und Körper zwei voneinander getrennte Entitäten.

Die Psychosomatik ist ein wesentlicher Schritt, subjektive psychische Befindlichkeit in das ursprüngliche Körperkonzept der westlichen Medizin einzubeziehen – quasi ein erster Schritt in Richtung Ganzheitlichkeit.

Würden psychosomatische Zusammenhänge bei der Diagnose und Therapie von Krankheiten stärker berücksichtigt, dann wäre das ein großer Beitrag zu mehr psychischer und körperlicher Gesundheit, und die Menschen müssten weniger nebenwirkungsreiche Medikamente einnehmen. Dazu wäre aber deutlich mehr Gesprächszeit notwendig, als heute im kassenärztlichen Rahmen möglich ist. Allerdings würden die Einsparungen an Medikamenten, die ohnehin nicht die verursachenden Probleme lösen, bei weitem die Kosten für das sinnvolle, gesundheitsfördernde Gespräch aufwiegen. Für die Gesundheit der Menschen wäre es außerordentlich wünschenswert, wenn die psychosomatische Medizin mehr Raum bekäme und sich dies auch in der Ausbildung von Ärzten und Ärztinnen und in der Definition des ärztlichen Auftrags niederschlüge. In der Präambel der ärztlichen Ausbildungsordnung heißt es lediglich: »Ziel der ärztlichen Ausbildung ist der wissenschaftlich und praktisch in der Medizin ausgebildete Arzt, der zur eigenverantwortlichen und selbständigen Berufsausübung, zur Weiterbildung und zur ständigen Fortbildung befähigt ist.« Die gesamte Ausbildungsordnung verliert kein einziges Wort über eine ärztliche Haltung, die dem Menschen und seiner körperlichen, emotionalen, mentalen und spirituellen Gesundheit dienen sollte, über den Erwerb einer ganzheitlichen Kompetenz oder über den Begriff des Heilsamen in der Medizin.

Die psychosomatische Medizin ist eine segensreiche Erweiterung der ausschließlichen Körpermedizin, eine Erweiterung, die noch mit dem alten, materiell orientierten Wissenschaftsparadigma voll vereinbar ist. Die Psychosomatik umfasst noch keine Erkenntnisse nicht-trennender Ganzheitlichkeit, nicht-materieller, energetischer Prozesse oder moderner Feldtheorien. In diesem Sinne ist sie eine wichtige Übergangsentwicklung in Richtung eines neuen medizinischen Paradigmas der Ganzheitlichkeit.

Der Befund

Die Schulmedizin behandelt im Wesentlichen Befunde. Sie ist darin außerordentlich gut und effizient, wenn es sich um organisch-strukturelle Krankheiten handelt. Es ist ein Segen, dass wir bei schwerwiegenden Erkrankungen wie z.B. Krebs operieren können oder Bestrahlungen und Chemotherapien zur Verfügung haben. Wobei immer auch zu berücksichtigen ist, wann und unter welchen Voraussetzungen diese Behandlungen richtig und sinnvoll sind, denn das kann von Mensch zu Mensch und von Situation zu Situation verschieden sein. Auch bei gleichen Krankheitsbefunden wie beispielsweise gleichen Krebsleiden, selbst in gleichen Krankheitsstadien sind immer auch die Lebenssituation, die persönliche Leidensfähigkeit, die Konstitution, der Gesamtzustand und auch das soziale Umfeld eines Patienten mitzuberücksichtigen. Gleiche Befunde dürfen nicht notwendigerweise gleiche medizinische Behandlung bedeuten. Jeder gute schulmedizinische Arzt weiß und beherzigt das auch. Das ist dann eine Schulmedizin im besten Sinn, die den Menschen und nicht primär nur eine Krankheit behandelt.

Der vorrangige Blick auf die Befunde kann aber auch seine Tücken haben. So geschieht es, dass beispielsweise im Kampf gegen Osteoporose mit großem, auch finanziellem Aufwand die Knochendichte gemessen wird, vor allem bei Frauen um die Menopause herum, selbst wenn sie keine Beschwerden haben und in ihrer Familienanamnese kein Fall von Osteoporose vorkommt. Sehr schnell werden dann bei Frauen in den Wechseljahren Hormone verordnet – eine Behandlung, von der inzwischen vielfach nachgewiesen ist, dass sie mit erheblichen Risiken behaftet ist. Dabei wäre die sinnvollste und wirkungsvollste Vorbeugung und Behandlung einer Osteoporose sogar ohne Kosten für das Gesundheitssystem möglich – denn am meisten profitiert der Knochen von leichter körperlicher Bewegung und Belastung sowie von einer ausgeglichenen, gesunden Ernährung. Stattdessen werden viele Patientinnen mit dem Gespenst einer drohenden Osteoporose verunsichert, die sehr viel seltener vorkommt, als Menschen dagegen behandelt werden.

Befunde spiegeln die Außenansicht von Gesundheit und Krankheit wider. Befunde sind objektiv, das Befinden des Menschen subjektiv. Befunde bilden die Grundlage für eine wissenschaftliche objektive Forschung und bieten die Möglichkeit von Diagnostik und Behandlung. Grundlage für objektives, ärztliches Handeln sind wissenschaftliche Studien. Dabei ist die medizinische Wissenschaft immer mit einem komplexen System, nämlich dem ganzen Menschen, konfrontiert. Wie lässt sich da z.b. die Wirkung eines bestimmten Medikaments auf den Blutdruck, den Blutzucker oder das Cholesterin messen, wenn man diese Parameter gar nicht unabhängig vom komplexen Gesamtsystem untersuchen kann? Die in der Naturwissenschaft gültigen Studienmethoden erfahren in der Medizin eine natürliche Begrenzung, denn biologische Abläufe lassen sich nicht so ohne weiteres in einem Reagenzglas oder mit isolierten Faktoren durchführen und dann die Wirkung auf einen ganzen Organismus übertragen.

Um größtmögliche Objektivität in Studien an Menschen zu erreichen, werden randomisierte Doppelblindstudien durchgeführt. Randomisiert bedeutet, dass die zu untersuchende Patientengruppe und die scheinbehandelte Kontrollgruppe nach dem Zufallsprinzip bestimmt werden, so dass beide Gruppen in Alter, Krankheitsgrad, Geschlecht usw. möglichst gleich sind. »Doppelt blind« bedeutetet, dass weder Patient noch Arzt wissen, ob das echte, zu prüfende Mittel oder ein wirkungsloses Scheinmittel, ein Placebo, verabreicht wird. Mit einem solchen Studiendesign soll möglichst jede subjektive Beeinflussung ausgeschaltet werden.

Durch die Erkenntnisse der Quantenphysik, die nun immerhin schon achtzig Jahre existieren, hat sich die Frage einer absoluten Objektivität allerdings stark relativiert. So hat die moderne Physik nachgewiesen, dass es keine vom Untersucher unabhängige Untersuchung gibt – selbst wenn sich der Untersucher um noch so große Neutralität bemüht. Das Objekt der Untersuchung, das Subjekt des Untersuchers und die Untersuchung selbst sind Teil eines nicht trennbaren gemeinsamen Feldes und beeinflussen sich gegenseitig.

So greifen die randomisierten Doppelblindstudien Einzelparameter heraus und untersuchen deren Wechselwirkungen, die aber, aus den komplexen Systemen herausgerissen, sehr unvollkommen nur einen Ausschnitt der tatsächlichen Realität spiegeln können. Den Erkenntnissen der modernen Physik zufolge kann es darüber hinaus als sicher gelten, dass schon die Intention der Untersucher, selbst bei Verblindung, das Ergebnis beeinflusst und so die Frage eines unbeeinflussten, objektiven Ergebnisses fundamental in Frage gestellt ist. Das macht diese Art von Studien aber keinesfalls überflüssig. Wir müssen nur lernen, in der Beurteilung der Ergebnisse auch immer den subjektiven und intentionalen Faktor im Auge zu behalten. Dies gilt nicht nur für schulmedizinische, sondern für alle Studien – und besonders für diejenigen, die uns in ihren Aussagen sehr am Herzen liegen, weil sie unser Weltbild bestätigen.

Eine befundorientierte Medizin versucht, ihre Therapie zu objektivieren und entsprechende Standards für die Behandlungen zu formulieren, die vor allem durch die jeweiligen ärztlichen Fachverbände und die forschenden Universitäten entwickelt werden. Bei den medikamentösen Therapiestandards wirkt fatalerweise maßgebend auch die Pharmaindustrie mit, die diese Mittel selbst entwickelt und an deren Absatz interessiert ist, was die Frage nach der Unabhängigkeit von solchen Standards aufwirft. So kommen nicht zuletzt aus kommerziellem Interesse jedes Jahr unzählige neue Medikamente auf den Markt, mit denen wir meist nur wenig Erfahrung haben und deren Nebenwirkungen oft erst im Nachhinein sichtbar werden. So mussten in den letzten Jahren neue Medikamente wegen gravierender, nicht selten tödlicher Nebenwirkungen vom Markt genommen werden. Dies trifft unter vielen anderen z. B. für Antirheumatika, Antiarrhythmika und Lipidsenker, also sehr häufig verordnete Medikamente, zu.

Leidet jemand unter mehreren Krankheiten gleichzeitig, kann sich das Befolgen von Therapiestandards entgegen gutgemeinter Absicht selbst bei erprobten Medikamenten als riskant und gesundheitsschädigend erweisen. Das wird sehr deutlich bei älteren Menschen, die wegen ihres Alters im Allgemeinen mehr Gesundheitsprobleme haben als die jüngeren. Sie sind häufiger krank, haben oft mehrere Gebrechen gleichzeitig und erholen sich langsamer. In den Leitlinien und Therapieempfehlungen der Ärzte wird in keiner Weise berücksichtigt, dass alte Menschen anders leiden und anders krank sind als junge. Der medizinische Fachzweig der Gerontologie, der Altersheilkunde, entwickelt sich zwar, dringt aber mit seinen Erkenntnissen über die Belange der älteren Menschen noch kaum in den maßgeblichen pharmazeutischen und fachärztlichen Kreisen durch.

Im *Journal of the American Medical Association* gab es 2005 dazu einen sehr aufschlussreichen Artikel.[3] In einem Beispiel wurde eine 79-jährige Patientin geschildert, die an Diabetes, Bluthochdruck, chronischer Bronchitis, Osteoporose und Gelenkrheuma litt. Das ist eine nicht untypische Konstellation im Alter. Nach den Empfehlungen der medizinischen Fachverbände müsste die Patientin zu fünf verschiedenen Tageszeiten zwölf Medikamente in neunzehn Dosierungen einnehmen. Hinzu käme noch insgesamt ein Dutzend nicht pharmakologischer Therapieempfehlungen. Die Anzahl der Mittel ist für sich allein schon kaum vorstellbar, aber gefährlich wird es, wenn sich etliche Therapieempfehlungen sogar diametral widersprechen. Wenn die empfohlene Arznei gegen Gelenkrheuma die Wirkung der Tabletten gegen Bluthochdruck abschwächt oder sich andere Arzneikombinationen konterkarieren, bringt das die Patienten in Gefahr und verursacht nebenbei unnötig hohe Kosten. Die Forscher konnten belegen: Je strikter die gültigen Leitlinien für jede einzelne Krankheit in einer multimorbiden Krankheitskonstellation befolgt werden, desto stärker steigt der Grad der unerwünschten Nebenwirkungen und Risiken der Therapie. Das ist kein Randphänomen, sondern ein sehr zentrales, denn in den Industrienationen werden die Menschen nicht nur immer älter, sondern jeder, der über 65 Jahre alt ist, hat im Durchschnitt mindestens drei chronische Leiden.

Als junger Assistenzarzt und Internist im Krankenhaus erlebte ich oft ältere Menschen mit unklaren, teils lebensbedrohlichen Beschwerden. Wir machten die üblichen Untersuchungen und bemühten uns sehr um eine Besserung des Zustandsbildes. Die Patienten hatten oft Luftnot und Kreislaufprobleme. Wegen andauernder Appetitlosigkeit aßen sie kaum noch, waren abgemagert, ausgetrocknet und bewusstseinsgetrübt. Wenn wir recherchierten, was die Patienten alles an Medikamenten regelmäßig einnehmen mussten, dann stellte sich meist ein ganzes Arsenal an Tabletten heraus, angefangen von Blutdruckmitteln und Digitalis fürs Herz bis hin zu Schmerzmitteln, Antirheumatika, Asthmamitteln und magenschützenden Medikamenten, damit der Magen das Ganze auch verkraften konnte. Männer bekamen gleichzeitig noch etwas für die Prostata und Frauen Hormone. Sehr viele der alten Menschen wurden auch noch mit Psychopharmaka behandelt.

Fast reflexartig setzte ich als Erstes alle Medikamente ab, denn ich hatte gelernt, dass dies der einzige und effektivste Weg sei, bei dem sich die Patienten wieder erholen können. Meine

Kollegen fragten manchmal erstaunt, was ich denn mit den Patienten gemacht habe, weil es ihnen wieder so viel besserging. Ich hatte nichts gegeben, sondern einfach nur weggelassen, um ihre Organismen zu entgiften, und ihnen die Möglichkeit zur Selbstregulation zurückzugeben.

Orientiert sich die Medizin in der Hauptsache an objektiven Befunden, läuft sie Gefahr, den Menschen zu verlieren. Ein Befund entspricht der Außenbetrachtung des Menschen: ein körperlicher Befund, ein Blutbefund, das EKG, der Ultraschall, das Röntgenbild, das Kernspintomogramm. Die ärztliche Befunderhebung ist auf höchstem technischem Niveau, was auch seinen Preis hat. Und es liegt eine große Verantwortung in den Händen der Ärzte und Ärztinnen, mit den Indikationen für die zum Teil sehr kostspieligen und auch nicht immer gefahrlosen technischen Möglichkeiten sorgsam umzugehen. Unsere immer besseren diagnostischen Möglichkeiten sind ein großer Gewinn für jeden kranken Menschen. Wir sollten aber darauf achten, jede Diagnostik so gezielt wie möglich einzusetzen, was eine gründliche Anamnese der Beschwerden, der Krankheitsentwicklung und der Ermittlung der Krankheitsursachen und begleitenden Lebensumstände voraussetzt. Die dafür investierte Zeit und eine darauf folgende gründliche körperliche Untersuchung ergeben in der Mehrzahl der Fälle ein klares Bild, ohne dass weitere Untersuchungen nötig wären. Bedarf es noch weiterer Abklärung, dann lassen sich die notwendigen Labor- oder technischen Untersuchungen auf das wirklich erforderliche Maß eingrenzen. Auf diese Weise kann eine ungezielte Gießkannendiagnostik vermieden werden, die nicht nur Geld und Ressourcen verbraucht, sondern auch Risiken für die Patienten birgt. Eine nicht allzu seltene problematische Nebenerscheinung ist, dass durch ungezielte Diagnostik viele unnötige Befunde erhoben werden, die manchmal nur schwer zu interpretieren sind und eher das ganze Bild verschleiern. Nicht selten werden dann Nebenschauplätze behandelt, die für die Patienten unter Umständen Risiken und Belastungen mit sich bringen: Die Gallenblase wird wegen eines Steins, der nie Beschwerden gemacht hat, operiert, oder der zufällig im Ultraschall gesehene »verdächtige« Bezirk in der Gebärmutter wird zum Problem und vorsichtshalber der ganze Uterus entfernt, weil man das Organ ja sowieso nicht mehr bräuchte.

Dadurch sind wie bei allen operativen Eingriffen kritische Komplikationen möglich, obwohl eigentlich gar keine Operation nötig gewesen wäre. Durch die Entfernung von Organen kann es sogar zu Folgekrankheiten kommen, denn dadurch greift man sehr nachhaltig in den Energiehaushalt ein: So kann die Entfernung der Gebärmutter nach einigen Jahren zu Knochenerkrankungen und rheumatischen Beschwerden führen. Wer zum Beispiel mit chinesischer Medizin arbeitet, kann solche Entwicklungen regelmäßig beobachten.

Nicht selten werden in der befundorientierten Schulmedizin scheinbar schwerwiegende Befunde erhoben, die sich letztlich aber nicht als Ursache der Beschwerden herausstellen. Ein häufiges Beispiel dafür sind Patienten mit Rückenschmerzen, bei denen die röntgenologische Diagnose des Vorstehens der Bandscheibe in den Wirbelkanal oder eines Bandscheibenvorfalls gestellt wird. In den vergangenen Jahrzehnten sind unzählige Patienten wegen solcher Röntgenbefunde an der Bandscheibe operiert worden, haben aber durch die Operation keine Besserung erfahren. Etwa fünfzig Prozent aller Bandscheibenoperierten haben auch nach der Operation, die für sich selbst und durch die Narkose schon ein nicht unerhebliches Risiko ist, dieselben Schmerzen wie zuvor. Inzwischen wissen wir, dass Rückenschmerzen ziemlich unabhängig vom knöchernen Befund der Wirbelsäule vorkommen können. Meistens stehen sie im Zusammenhang mit einer muskuloskeletalen Dysbalance bei schmerzhafter Muskulatur und Sehnenansätzen, die in diesen Fällen nicht von einer Operation, sondern von Akupunktur, Osteopathie oder anderen komplementären Therapieverfahren profitieren würden.

Das heißt nicht, dass eine Operation in jedem Fall falsch wäre. Aber die befundorientierte Medizin muss sehr darauf achten, die Indikationen genau zu stellen und z. B. nur zu operieren, wenn tatsächlich ein Druck auf die Nervenwurzel existiert, der beseitigt werden muss, um die Nervenfunktionen zu erhalten und keine dauerhaften Lähmungen der Beine zu riskieren. In den letzten Jahren ist man diesbezüglich in verschiedenen neurochirurgischen Zentren auch deutlich zurückhaltender geworden.

Der technische Fortschritt führt zu immer neuen Therapiemaßnahmen. Im anfänglichen Enthusiasmus werden dann oft mehr Behandlungen mit dieser neuen Methode durchgeführt, als sinnvoll und nötig wäre. Wenn dann noch in teure Geräte für die neue Methode investiert wurde, die sich auch amortisieren müssen, dann werden leicht die Indikationen zu bestimmten Untersuchungen und Behandlungen sehr großzügig gestellt und das Augenmaß in Relation zu den Risiken geht verloren. So wurden z. B. in den letzten Jahren durch die Weiterentwicklung der Gelenkendoskopie ambulant sehr viele Kniegelenksspiegelungen bei Verdacht auf Abnutzungserscheinungen oder Meniskusschäden durchgeführt. Dabei wird das Gerät in den

Gelenkspalt eingeführt. Die Eröffnung eines Gelenks ist immer mit einem gewissen Risiko behaftet, und auch der Eingriff in den Gelenkknorpel schafft oftmals Folgeprobleme. Wie bei jedem invasiven Eingriff müssen auch hier die Indikationen sorgsam überprüft werden.

Ob überhaupt der Gelenkspalt eröffnet werden muss, wurde in einer kürzlich veröffentlichten Studie überprüft und in Frage gestellt. Neben der Gruppe mit »richtig« durchgeführten Arthroskopien wurde eine Kontrollgruppe untersucht, bei der zwar die Haut an den entsprechenden Stellen am Knie inzidiert, aber das Gelenk mit der Sonde nicht eröffnet wurde, also nur eine Schein-Arthroskopie stattfand. Die Ergebnisse werden seitdem heftig und kontrovers diskutiert: Es kam heraus, dass die Patienten, bei denen man nur einen ungefährlichen Hautschnitt gemacht hatte, eine ebensolche Besserung verspürten wie diejenigen mit dem invasiven Eingriff.[4] Auch wenn ein pathologischer Knorpel- und Knochenbefund vorhanden ist, scheint ein operatives Vorgehen also nicht unbedingt notwendig zu sein, um die Beschwerden zu lindern.

Die Scheinoperation, bei der lediglich die Haut eingeschnitten wurde, erinnert an eine Reiztherapie der Haut wie z. B. an die Akupunktur, die sich in einer großen Studie auch als sehr wirksam zur Behandlung schmerzhafter Kniegelenksbeschwerden erwiesen hat.[5] So lassen sich ohne die Risiken einer Operation allein mit einer energetischen Reiz- und Regulationstherapie gleich gute Behandlungsergebnisse erzielen, ohne irgendetwas am organischen Befund zu verändern. Die Frage ist: Wie stark korrelieren Schmerzen und Funktionseinschränkung tatsächlich mit dem organischen Befund?

Wenn in der Medizin der Blick nur auf objektive Befunde gerichtet ist und die Lebensumstände von Patienten nicht einbezogen werden, dann kommt es des Öfteren zu grotesken Geschichten:

Eine Frau um die dreißig kam in meine Behandlung. Sie fühlte sich vom Hausarzt nicht ernst genommen. Die Patientin war ein Jahr zuvor an der Schilddrüse erkrankt. Sie entwickelte seitdem verschiedenste Symptome: Kreislaufprobleme, Herzklopfen, Hitzewellen, Durchfälle und starke Ängste. Mehrmals war sie deswegen notfallmäßig kurz ins Krankenhaus gekommen.

Sie erzählte mir, dass sie sich in einer ungelösten Ehekrise befinde, die sie als ausweglos erlebe. Sie habe mit ihrem Mann eine gemeinsame Tochter. Vor drei Jahren habe er sie zu einer Abtreibung gezwungen, wodurch etwas in ihrer Beziehung zerbrochen sei. Sie sehe ihre Schilddrüsenerkrankung im Zusammenhang mit ihrer ungelösten Ehefrage. Früher sei sie eine kräftige, energische und lebensfrohe Frau gewesen, die in ihrem Beruf erfolgreich gewesen sei. Heute sei sie das genaue Gegenteil. Es belaste sie, dass es zu Hause nur Streit gebe. Ihr Mann werte sie ständig ab und werde auch gewalttätig. Ihr war klar, dass sie sich eigentlich trennen müsste, sie scheute aber vor dem Schritt wegen ihrer gemeinsamen Tochter und weil ihr inzwischen die Kraft ausgegangen war zurück.

Obwohl sie ihrem Hausarzt mehrfach von ihrer Lebenssituation, von ihren Konflikten und Belastungen berichtet und ihn immer wieder auf ihre Vermutung hingewiesen hatte, ihre Beschwerden resultierten wahrscheinlich aus ihren ungelösten Konflikten, hatte der Hausarzt sie immer wieder von neuem organisch durchuntersucht. Wörtlich hatte er gesagt: »Wir werden schon noch einen richtigen Grund für Ihre Beschwerden finden.« »Richtig« sollte organisch heißen, denn alles andere war für sein Weltbild nicht akzeptabel. So ignorierte er von Anfang an den seelischen Ursprung der Symptome und versuchte unter allen Umständen, eine organische Ursache der Beschwerden zu finden. Auf diese Weise wurde er der Patientin nicht gerecht und war ihr keine Hilfe in ihrer prekären Lebenssituation, in der sie doch dringend Unterstützung benötigte. Das Gegenteil war der Fall. Welche unnötigen Untersuchungen und Kosten resultieren aus dem Ausblenden der subjektiven menschlichen Dimension, um an einem materiell-organischen Weltbild, das wir an den Universitäten gelernt haben, festhalten zu können.

Risikofaktoren

Die befundorientierte Medizin befasst sich unter anderem intensiv mit der Frage objektivierbarer Risikofaktoren, vor allem in Bezug auf die großen Volkskrankheiten wie Herz-Kreislauf-Erkrankungen, Diabetes mellitus, Bluthochdruck und Übergewicht. In der konventionellen Krankheitsprävention steht die Reduktion solcher Risikofaktoren ganz im Mittelpunkt. So gelten in der westlichen Medizin zu viel Cholesterin im Blut, erhöhte Blutzucker- und Harnsäurewerte, hoher Blutdruck und Rauchen als die wichtigsten Risikofaktoren für die Verkalkung der Blutgefäße und damit als Hauptursachen von Herzinfarkt und Schlaganfall.

Deshalb werden ab einem bestimmten Alter viele Patientinnen und Patienten regelmäßig auf diese Risiken hin untersucht. Das versetzt sie nicht selten in Unsicherheit und Angst und ist ein ebenfalls nicht unerheblicher Kostenfaktor.

Über das Thema Cholesterin, das ich hier exemplarisch herausgreife, gibt es auch innerhalb der konventionellen Medizin durchaus eine kontroverse Diskussion, die aber vom Mainstream leicht übersehen wird. Cholesterin ist ein elementar wichtiger Baustein für die Zellwände, die Nervenfunktionen und den Hormonhaushalt. Der Mensch produziert jeden Tag ein Vielfaches mehr an Cholesterin, als er über die Nahrung aufnimmt. Also liegt der Schluss nahe, dass noch andere Faktoren eine Rolle spielen müssen, um das biologisch ganz natürlich vorkommende Cholesterin zu einem Risiko für die Gesundheit werden zu lassen.

Wenn vor etwa zwanzig Jahren noch ein Cholesterinwert von 250 mg% unbeanstandet blieb, so ist dieser »Normalwert« im Laufe der Jahre immer weiter herabgesetzt worden und liegt jetzt unter 200. Setzt man die Normalwerte kontinuierlich herab, dann macht man natürlich immer mehr Menschen krank. Als Begründung für das stete Herabsetzen der Cholesterinwerte wird angeführt, dass Menschen mit höheren Cholesterinwerten mehr Herzinfarkte haben als die mit niedrigeren Werten. Das ist richtig. Aber vermutlich werden hier Dinge miteinander korreliert, die nicht zusammengehören, was auch von kritischen Medizinern bemängelt wird.[6,7] Ein junger Mensch hat von Natur aus viel niedrigere Cholesterinwerte als ein älterer Mensch und in der Regel keine Herzinfarkte. Das hat aber mit großer Wahrscheinlichkeit mit seinen noch jungen, ungeschädigten Blutgefäßen zu tun und nicht mit den niedrigen Cholesterinwerten. Bekommen Menschen ab vierzig häufiger einen Herzinfarkt, weil sie natürlicherweise höhere Cholesterinwerte haben oder weil sie inzwischen älter und vielleicht noch andere Faktoren mit im Spiel sind?

Bei der Behandlung von Risikofaktoren spielen natürlich wirtschaftliche Interessen eine immens große Rolle. Medikamente zur Senkung des Blutfettspiegels gehören seit Jahren zu den meistverordneten Mitteln. Es kommen immer neue Fettsenker auf den Markt. Darunter auch Mittel wie Lipobay, die wegen tödlicher Nebenwirkungen längst wieder vom Markt genommen werden mussten. Die Frage der Risikofaktoren muss meines Erachtens ganz neu gewichtet werden, und zwar unabhängig von den an ihnen profitierenden Lobbys, damit eine Therapie nicht selbst zum Risikofaktor wird.

Das Befinden

In einer subjektiven, den Menschen in seiner Ganzheit erkennenden und achtenden Medizin spielt das Befinden eine genauso wichtige Rolle wie die Befunde sie spielen. Im Befinden drücken sich die subjektiv empfundenen Beschwerden und Symptome aus, die oft ein Spiegelbild der Lebensumstände und Lebensbedingungen, der Zufriedenheit oder der Unzufriedenheit mit dem eigenen Leben oder unerfüllter Sinnfragen sind. Solche Fragestellungen können die Lebensenergie ins Stocken bringen, wofür es kein Modell in der materie- und organbetonten Sichtweise der konventionellen Medizin gibt. Auch Schmerzen können Ausdruck blockierter Lebensenergie sein. Auch wenn keine organischen Befunde zu erheben sind, ist es die vornehmlichste Aufgabe der Ärzte und Ärztinnen und aller Menschen in heilenden Berufen, die Patienten auch mit diesen nicht objektivierbaren Beschwerden ernst zu nehmen.

Wenn beispielsweise jemand Rückenschmerzen hat, dann ist das sein Leidenszustand – egal, ob es dazu einen passenden medizinischen Befund im Röntgenbild oder im Labor gibt oder nicht.

Gerade an den Rückenschmerzen lässt sich das Phänomen Befund-Befinden besonders gut erkennen, denn sehr oft findet man im Röntgenbild und im Labor keine Anzeichen für knöcherne Veränderungen oder Entzündungszeichen, die die Beschwerden im klassisch medizinischen Sinn erklären würden. Wenn die Medizin zu stark auf eine organische Befunderhebung aus ist, dann wird die Vielzahl der Beschwerden ohne objektivierbaren Befund leicht für psychogen oder eingebildet gehalten, nicht wirklich ernst genommen und entsprechend nicht adäquat behandelt. Damit tut man vielen leidenden Menschen unrecht. In den energetisch orientierten Medizinsystemen wie der chinesischen Medizin, der Osteopathie oder der Homöopathie wird der Schmerz als eine Blockierung des Energieflusses erkannt, die mit den Energiefluss stützenden Maßnahmen wie z.B. Massage, Bewegungsübungen oder Akupunktur behandelt werden kann.

Nicht durch Befunde objektivierbare Beschwerden und Krankheitsbilder machen nach offiziellen Schätzungen etwa achtzig Prozent aller Arzt-Patienten-Kontakte in den allgemeinärztlichen Praxen aus. Wir reden hier also nicht über eine Randerscheinung. Die medizinischen Standards werden jedoch in den Universitäten festgelegt. In den Universitätskliniken liegen aber in erster Linie Schwerkranke, teils mit lebensbedrohlichen Krankheiten, die damit eine äußerst selektive Klientel darstellen. Nur eine geringe Prozentzahl aller Patienten wird jemals in einer Universitätsklinik behandelt. Wenn nun die befundorientierte Universitätsmedizin auf der Grundlage dieser Klientel die therapeutischen Standards festlegt, dann geht das weit an der Realität dessen vorbei, was das Gros der Krankheiten und Beschwerden in der ambulanten Gesundheitsversorgung angeht.

Komplementärmedizin

Das hat zur Folge, dass Menschen, die nicht unter Krankheiten mit klassischen schulmedizinischen Befunden leiden – und das sind die meisten –, in ihrem Leiden von der Schulmedizin nicht gesehen werden und ihnen in deren Rahmen nicht adäquat geholfen werden kann. Für die meisten Krankheiten mit subjektiven Befindlichkeitsstörungen und für die meisten chronischen Krankheiten haben sich die Methoden der Komplementärmedizin bewährt, die die energetische Ebene von Gesundheitsstörungen sowie die psychosomatischen und biografischen Zusammenhänge im Blick haben und deshalb von mehr und mehr Patienten nachgefragt werden. Dennoch werden die Behandlungskosten noch immer nicht von den Krankenkassen übernommen, weil es im etablierten Gesundheitssystem für im klassischen Sinn nicht objektivierbare Störungen keinen Platz gibt.

Die Komplementärmedizin ist insgesamt durch ein ganzheitliches Menschenbild geprägt, was einen ganzheitlichen Umgang mit den Menschen und eine ganzheitliche Sichtweise der Krankheits- und Heilungsprozesse möglich macht. Dies impliziert aber noch lange nicht, dass auch die Therapeuten und Therapeutinnen selbst ein ganzheitliches Menschenbild entwickelt haben. Es kommt durchaus vor, dass auch denen, die mit komplementären Methoden arbeiten, die ganzheitlich menschliche Dimension fehlt, sie ihren Blick nur auf die Krankheit werfen und ihre Patienten wie ein Ding behandeln. Im Kehrschluss heißt das, dass es auch viele Ärzte und Ärztinnen gibt, die segensreich an ihren Patienten wirken und dabei rein schulmedizinisch vorgehen. Den Menschen in seiner Subjektivität, seinem Befinden und seinem Lebensumfeld einzubeziehen ist in jeder Art von Medizin möglich. Dies wäre der größte Segen für das gesamte Spektrum der Medizin und für das Wohl aller Patienten.

Viele Patientinnen und Patienten schätzen die komplementären Therapiemethoden, weil sie sich in ihren Beschwerden ernst genommen fühlen, selbst wenn keine Befunde im Sinn der Schulmedizin erhoben werden können. Sie fühlen sich als Menschen in ihrem Kranksein wahrgenommen und nicht nur als zu behandelnde Krankheit. Das subjektive Erleben und die subjektiven Beschwerden spielen in dieser Medizin eine wesentliche Rolle in der Beurteilung einer Erkrankung und in deren Behandlung. Die kranken Menschen erleben es als hilfreich und wichtig, wenn sie ihre Krankheit zu sich selbst in Bezug setzen können, wenn ihre Beschwerden auch ohne einen »objektiven« Befund ernst genommen werden – auch dann, wenn man beispielsweise im Blut, im Ultraschall oder in der Röntgenuntersuchung nichts finden kann – und sie nicht mit den Worten »Ich kann leider nichts finden« weggeschickt werden.

Es gibt viele gute komplementäre Methoden. Dazu gehören alle energetischen und regulierenden Methoden und Verfahren wie die Naturheilkunde, Homöopathie, anthroposophische

Medizin, traditionelle chinesische Medizin und Akupunktur, Osteopathie, Neuraltherapie, Ernährungstherapie, Ordnungstherapie, Fastenbehandlung, ayurvedische Medizin, Entgiftungstherapien, Immunmodulation und vieles mehr. All diese Therapieformen stehen nicht im Widerspruch zur Schulmedizin und verstehen sich auch nicht nur als ihre Ergänzung, sondern in einem ganzheitlichen Sinn bilden alle Arten der Medizin ein gemeinsames Ganzes zum Wohl der Menschen. Jede Art der Medizin hat einen gleichrangigen Stellenwert. Ein ganzheitlich arbeitender Arzt oder Therapeut hat einzuschätzen gelernt, wann er auf die Möglichkeiten der organisch-materiellen Schulmedizin und wann auf eine Methode einer energetischen, regulatorischen oder spirituellorientierten Medizin zurückgreift. Je nach Krankheitssituation kann sich auch eine Kombination aus Schulmedizin und Komplementärmedizin als hilfreich und sinnvoll erweisen.

Solche Behandlungsmethoden benötigen natürlich mehr Zeit, Aufmerksamkeit und liebevolle Zuwendung, als wir es gewohnt sind. Denn der ganze Mensch ist gefragt – wie er lebt, wie seine Lebensbedingungen sind. Das braucht mehr Zeit, als wenn man nur einen Krankheitsbefund behandelt, bei dem der übrige Mensch nicht weiter vorkommt.

Der entscheidende Unterschied zur konventionellen Medizin liegt bei der Komplementärmedizin darin, dass der subjektive Faktor bestimmend für Diagnostik und Therapie ist. Der Patient wird nicht auf einen Befund reduziert, es wird nicht nur eine Krankheit behandelt, sondern es geht um einen kranken Menschen mit seiner Biographie, seinen Lebensumständen, mit seinem subjektiven Leiden, der entsprechenden Krankheitsentwicklung und den Faktoren, die die Erkrankung begünstigt haben. Das macht auch mehr Eigenverantwortung möglich und gibt den Patienten die Kompetenz für sich selbst zurück. Sie geben sie nicht länger unmündig an der Praxistür ab und überlassen sich dann der alleinigen Beurteilung des Arztes. Der Arzt oder die Ärztin hat zwar einen fachlichen Wissensvorsprung, der Patient hingegen hat den Vorsprung seiner subjektiven Erfahrung, denn er kennt sich, seine Beschwerden und die Umstände seiner Krankheit selbst am besten. So ergänzen sich Arzt und Patient, denn sie sind ein Team mit gemeinsamer Zielsetzung: der Verbesserung der Gesundheit des Patienten bzw. der Patientin.

Wenn auch viele Patienten und Patientinnen die komplementäre Medizin schätzen und primär nutzen, so werden diese Methoden von der etablierten Medizin und Gesundheitsversorgung nach wie vor abgelehnt und als unseriös, unwissenschaftlich und esoterisch diffamiert. Dennoch ist die subjektive Medizin nicht mehr aufzuhalten, weil die Menschen bewusster zunehmend selbst entscheiden, was für sie gut ist und was sie brauchen und was nicht. Gerade bei chronischen Krankheiten, die die weitaus größte Zahl aller Krankheiten ausmachen und auch den bei weitem stärksten ökonomischen Faktor darstellen, erweist sich die Komplementärmedizin als sehr hilfreich – Krankheiten, für die die westliche Schulmedizin noch keine auf Dauer wirksamen Antworten und Konzepte hat. Chronische Krankheiten lassen sich mit energetischen Methoden und mit Reiz- und Regulationstherapien oft nachhaltiger beeinflussen als mit Medikamenten, die Symptome und Krankheitsprozesse unterdrücken, aber nicht zur Ausheilung bringen. Die zweite, ebenso weit verbreitete Krankheitsart sind die zahllosen Störungen der Befindlichkeit wie unspezifisches Unwohlsein, Schmerzzustände, Verspannungen, Verstimmungen, Schlafstörungen, Magendruck, Kälte- oder Hitzegefühl, Appetitlosigkeit, Unverträglichkeit von Nahrungsmitteln, Harndrang, Konzentrationsstörungen, Unruhe, Antriebslosigkeit und vieles mehr. Die Komplementärmedizin erweist sich als außerordentlich wirksam bei solchen Störungen.

Unser Gesundheitssystem ist kaum noch bezahlbar. Jede Gesundheitsreform blieb bisher im Füllen der immer größer werdenden Finanzlöcher stecken, ohne je die dringend notwendigen inhaltlichen Fragen anzugehen. Angesichts der Finanznot und weil die Fragen nach der »richtigen« Medizin zu unglücklichen Ausgrenzungen auf Kosten der Patienten und eines Teils der Ärzteschaft führen, verweigern die Krankenkassen, die ärztlichen Standesvertreter, die fast ausschließlich der Schulmedizin angehören, und die gesundheitspolitisch Verantwortlichen die Finanzierung ganzheitlicher Therapieverfahren. Letztendlich lässt sich aber mit Therapien, die den ganzen Menschen miteinbeziehen, bei den meisten Krankheiten sehr viel Geld einsparen, denn diese Methoden brauchen keine kostspieligen Apparate und Techniken, sie brauchen auch keine teuren Arzneimittel, sondern menschlich engagierte Ärzte und Ärztinnen, die ihre Heilkunst und ihre Zeit den kranken Menschen zur Verfügung stellen. Stattdessen fließen Jahr für Jahr Milliarden Euro in die weitere Technisierung der Medizin und in die Pharmaindustrie – eine Medizin, die in bestimmten Krankheitssituationen helfen und Leben verlängern und retten kann, die aber bei dem Gros aller Krankheiten nicht angebracht ist, sondern im Gegenteil durch unkritische Anwendung nachhaltigen Schaden anrichten kann.

Der geteilte Mensch

Bei jedem Heilungsprozess stellt sich die Frage, was eigentlich krank ist und was wieder heil werden soll. Die konventionelle somatische Medizin bezieht sich dabei ausschließlich auf den physischen Körper, die Psychotherapie auf die Psyche, die Sozialmedizin auf die gesellschaftlichen Bedingungen und das soziale Umfeld des Menschen, die Theologie kümmert sich um das Seelenheil der Kranken. Wir sind mit einer professionellen Aufsplittung des Menschen konfrontiert, die sich jeweilig nur mit einem Teilaspekt des leidenden und kranken Menschen befasst. Damit wird der Mensch zerstückelt, und keine der beteiligten Professionen ist wirklich in der Lage, den jeweiligen Kranken in seiner Ganzheit zu sehen und zu erfassen, geschweige denn, ihn ganzheitlich zu behandeln.

Die Komplementärmedizin ist davor nicht gefeit, wenngleich es auch einige Therapieformen und Medizinsysteme gibt, die von Haus aus einen ganzheitlichen Zugang zum Menschen haben. Das sind unter anderem die chinesische Medizin, die Homöopathie und die anthroposophische Medizin. Wie ganzheitlich diese Medizinsysteme angewandt werden, hängt natürlich von den Therapeutinnen und Therapeuten ab, davon, ob sie selbst einen ganzheitlichen Zugang und eine entsprechende Menschenliebe zu den Patienten haben und die Vielschichtigkeit und Ganzheitlichkeit, die in dem jeweiligen System liegt, auch erkennen, tragen und anwenden können. Entspricht ihr ärztliches Denken dem alten trennenden Medizinparadigma und fehlt ihnen ein Bewusstsein für Ganzheitlichkeit, dann wird auch eine ganzheitliche Methode oder ein ganzheitliches Medizinsystem nur zu einer Erweiterung der klassischen, den Menschen als ein getrenntes Objekt auffassenden Medizin.

Wenn ein Patient wegen körperlicher Beschwerden zum »Körperarzt« geht, wegen psychischer Probleme zur Psychotherapeutin oder zum Psychiater, wegen seiner ungelösten Sinnfragen zum Seelsorger oder zur spirituellen Mentorin und Lehrerin, dann gleicht das einer Zerstückelung des Menschen. Dabei weiß meist der eine Therapeut nicht vom anderen und auch nicht von dessen Therapie oder Interventionen. Eine ganzheitliche Medizin schaut gleichzeitig auf alle Ebenen des Patienten und achtet auf ihren wechselseitigen Bezug.

Chinesische Medizin – verschiedene Krankheiten haben einen Ursprung

Am Beispiel der chinesischen Medizin lässt sich das gut verdeutlichen. Wie alle Medizinsysteme der alten Hochkulturen, unter anderem auch unsere eigene hippokratische Medizin, deren Blüte etwa zur gleichen Zeit wie die der chinesischen Medizin war, ist die traditionelle chinesische Medizin eine energetische Medizin. Alles, was existiert, ist Ausdruck der universalen Energie Qi. Das erinnert unmittelbar an die modernen Erkenntnisse der Quantenphysik, in denen das Materiekonzept zugunsten der Quantenenergiefelder fallengelassen wurde. So bestätigen in gewisser Weise die neuen wissenschaftlichen Methoden das, was die Menschen vor über dreitausend Jahren durch genaue Beobachtung der Phänomene in der äußeren Natur wie durch innere Schau bereits erkannt hatten.

Die traditionelle chinesische Medizin kennt fünf umfassende Energiesysteme, die als Elemente der Natur mit Wasser, Holz, Feuer, Erde und Metall benannt sind.[8] Im Menschen werden diese Energien nach den inneren Organen als Nierenenergie, Leberenergie, Herzenergie, Milzenergie und Lungenenergie bezeichnet. Spricht die chinesische Medizin beispielsweise von der Nierenenergie, dann sind damit nicht die anatomisch-morphologischen Nieren, also nicht das Organ selbst gemeint, sondern ein umfassendes Energiesystem, dem unter anderem die Funktion des Wasserhaushaltes, die Fähigkeit des aufrechten Stehens durch die Wirbelsäule, die Hörfähigkeit, die Vitalität und Güte der Zähne, die Sexualfunktionen und auch das Gefühl der Angst zugeordnet sind. Wenn also jemand zugleich Rückenschmerzen, Probleme mit dem Wasserlassen und Unterleibsprobleme hat, wenn dieselbe Person unter Hörstörungen und Ängsten leidet, dann geht sie in der konventionellen Medizin zu den entsprechenden Fachärzten: zum Orthopäden, zur Urologin, zum Gynäkologen, zur HNO-Ärztin und zum Psychotherapeuten. Durch die Aufsplittung einer Person in viele Krankheiten weiß normalerweise keiner der beteiligten Ärzte und Therapeuten, die jeweils nur das eigene Fachgebiet sehen und beurteilen können, von den anderen Beschwerden, von den anderen Mitbehandlern und auch nichts davon, welche Medikamente die anderen Kollegen verordnet haben oder welche anderen Therapien noch gleichzeitig laufen. Das wird auch nicht die geplante elektronische Chipkarte ändern.

Betrachtet man denselben kranken Menschen mit den Augen der chinesischen Medizin, dann erkennt man auf einen Blick, dass alle Beschwerden und Krankheitserscheinungen ein und derselben energetischen Störung angehören: nämlich einer Störung der Nierenenergie. Ein chinesische Medizin praktizierender Arzt kann leicht den gemeinsamen energetischen Nenner im Patienten ausmachen: Die gestörte Nierenenergie wird hier zum Gegenstand der Behandlung. Gründe für eine solche

Störung können in Überarbeitung, in andauerndem seelischem Stress, in einer ungeeigneten und exzessiven Lebensweise, in zu wenig Schlaf usw. liegen. Krankheiten haben ihre Ursache meist in den Lebensbedingungen und im Lebensumfeld der Patienten selbst. Sie herauszufinden und die Lebensumstände neu zu justieren, um wieder zu einer ausgeglicheneren, gesundheitserhaltenden Lebensweise zurückzufinden, ist die gemeinsame Aufgabe von Arzt und Patient. Dabei wirken die Akupunktur, die Verordnung chinesischer Heilkräuter oder das Üben bestimmter Qigong-Übungen unterstützend auf den Heilungsprozess.

Alle alten Hochkulturen haben ähnliche Medizinsysteme hervorgebracht. Dazu gehören neben der chinesischen Medizin unter anderem auch die ayurvedische Medizin, die tibetische Medizin und die hippokratische Medizin. Sie alle haben einen energetischen Hintergrund, beziehen den Menschen in seiner Gesamtheit und seinen Lebensbedingungen mit ein und legen großen Wert auf das subjektive Befinden der Menschen. Das energetische Verständnis dieser Medizinsysteme bildet das Bindeglied zwischen den körperlichen, psychischen und geistig-spirituellen Ebenen des Menschen.

Wenn Krankheitslehre krank macht

In der westlichen Krankheitslehre, der Nosologie, werden neben der Krankheitsentstehung und -beschreibung auch deren Verlauf und Prognose beschrieben. Dabei beruht die Prognose auf statistischen Mittelwerten wissenschaftlicher Untersuchungen, die z. B. zu einer Aussage führen wie: Bei Brustkrebs in einem bestimmten Krankheitsstadium leben nach fünf Jahren noch soundso viel Prozent der erkrankten Frauen. Eine solche Prognose ist meist düster und wenig hoffnungsvoll. Wenn eine Patientin mit einer solchen Aussicht konfrontiert wird, dann überfällt sie aller Wahrscheinlichkeit nach Verzweiflung und Mutlosigkeit.

Eine Prognose verursacht in gewisser Weise eine Festlegung, die sich im Bewusstsein der Patienten auswirkt. Eine Prognose im Sinn einer so verstandenen Krankheitslehre induziert genau das, was sie vorhersagt. Allein schon unser Sprachgebrauch führt zu Festlegungen, wenn der kranke Mensch mit seiner Krankheit gleichgesetzt wird. Er wird dann zum Diabetiker oder zum Rheumatiker und ist nicht einfach jemand, der unter erhöhtem Blutzucker oder unter Beschwerden des Bewegungsapparates leidet. Die Menschen erhalten mit den Krankheitsbegriffen einen Stempel, der sie prägt und den sie kaum noch ablegen können: einmal Diabetiker, immer Diabetiker; einmal Allergiker, immer Allergiker; einmal Krebskranker, immer Krebskranker – bis zum Tod.

Das Wort Nosologie kommt aus dem Griechischen und heißt eigentlich Lehre vom Ungleichgewicht: Die Lebensenergien sind nicht mehr in der rechten Balance. Ungleichgewicht impliziert aber Veränderbarkeit, die sich im ärztlichen Bemühen ausdrückt, kranken Menschen wieder zu einem besseren Gleichgewicht zu verhelfen. Etwas, das sich zur Krankheit entwickelt hat, hat die Chance, auch wieder zu gehen. In den vielen Jahren, die ich jetzt meinen Beruf ausübe, habe ich etwas gelernt, das sehr banal klingt: Was gekommen ist, kann auch wieder gehen. Daraus ist ein tiefes Vertrauen in die grenzenlose Wiederherstellungskraft im Menschen erwachsen. Das bezieht alles mit ein: den Körper, die Psyche, die Seele, die Beziehungen, die Umwelt, die Ernährung, das Gefühl von Erfülltsein und Zufriedenheit usw. In all diesen Bereichen sind Veränderung und Hilfe möglich. Aber selbst wenn die Beschwerden oder Symptome bleiben, kann der Mensch ein neues inneres Gleichgewicht finden, in dem er sich wieder vollständig und ganz fühlt.

Diagnostiziert die rein befundorientierte Medizin ein in ihrem System gut definiertes Krankheitsbild, dann stützt sie sich allein auf die organischen Befunde und vernachlässigt die Entstehungsgeschichte der Krankheit, die letztlich aber nicht vom Patienten bzw. der Patientin zu lösen ist. Ein Beispiel für solch ein gut definiertes Krankheitsbild mag hier die Autoimmunkrankheit der Schilddrüse, die Hashimoto-Thyreoiditis, sein.

Eine Patientin Anfang dreißig kam mit dieser Schilddrüsenkrankheit zu mir in die Praxis. Sie hatte zuvor nie Probleme mit der Schilddrüse gehabt. Von Beruf war sie Anwältin in einer Gemeinschaftskanzlei, und sie hatte ihrer Erkrankung vorangehend eine aufwendige berufliche Weiterbildung absolviert, die für sie ein Höchstmaß an Stress bedeutet und ihr immensen inneren Druck verursacht hatte. »Es war wie früher in der Schule. Ich hatte die größte Angst zu versagen.« Sie entwickelte das Gefühl, alles sei aus dem Lot, bekam Herzrasen, und die Schilddrüse vergrößerte sich. Sie wurde ärztlich untersucht, und man stellte Schilddrüsenantikörper fest, was die Diagnose Hashimoto-Thyreoiditis ergab. Verlauf und Prognose dieser Autoimmunthyreoiditis gehen dahin, dass sich die Schilddrüse im Lauf der Zeit selbst zerstört und sich dauerhaft eine Schilddrüsenunterfunktion einstellt. Die Krankheit gilt schulmedizinisch als nicht heilbar.

Energetisch betrachtet befindet sich aber im Bereich der Schilddrüse ein ausgeprägtes Energiezentrum, das in anderen Traditionen als Hals-Chakra bezeichnet wird. Die Energie dieses Chakra unterstützt die Möglichkeit des eigenen Ausdrucks und gilt als weibliches Energiezentrum. Sich nicht trauen, nicht zu sich selbst stehen oder sich zurücknehmen sind Themen, die die Energie des Hals-Chakra blockieren. Die Patientin hatte, seit sie denken konnte, damit ihre Schwierigkeiten. Schnell hatte sie Versagensängste aufgrund ihres geringen Selbstwertgefühls, die dann auch noch selbstvernichtende Gedanken hervorriefen. Durch ihre stressige berufliche Fortbildung war dieses alte Muster reaktiviert worden, hatte den Energiefluss im Halsbereich blockiert und dann zu einer organischen Reaktion mit dem Autoimmunbild der Hashimoto-Thyreoiditis geführt. Nachdem wir die Situation thematisiert hatten und sie sich ihre Geschichte und ihre alten Reaktionsmuster hatte ansehen, bearbeiten und annehmen können, stellten sich keine Schilddrüsensymptome mehr ein, und die Krankheit war nicht mehr nachzuweisen. Für die Patientin war wichtig zu erfahren, dass ihre Krankheit nicht ein lebenslängliches Urteil bedeuten musste, dass sie die inneren Ursachen als Muster ihrer Persönlichkeit erkennen und akzeptieren konnte und dass sie an die Wiederherstellungskraft ihres Organismus glaubte.

In den letzten Jahren habe ich mehrere dieser Schilddrüsenerkrankungen vor allem bei Frauen erlebt, bei denen offenbar psychische Faktoren und Lebensumstände Ursache der Krankheit waren und sich die Symptome auch ohne Medikamente oder Operation wieder rückgebildet haben.

Werden Verlauf und Prognose einer Krankheit ungünstig beurteilt, dann entstehen Ängste bei den Patienten, die wiederum wie selbsterfüllend die Beschwerden unterhalten und die Prognose auf diesem Weg bestätigen. Besonders verheerend wirkt sich das aus, wenn Prognosen auf der Basis falscher Diagnosen oder Fehleinschätzungen gestellt werden. Ein Beispiel dafür ist eine 57-jährige Patientin: Sie war eines Nachts mit dramatisch hohem Fieber, Herzrasen, stark erhöhtem Blutdruck, Bewusstseinstrübung und Panik auf die Intensivstation eines Krankenhauses eingeliefert worden. Man hatte den Verdacht auf eine Endokarditis, eine meist bakterielle Entzündung der Herzinnenwand. Mehrfach durchgeführte bakteriologische Untersuchungen erbrachten allerdings keinen bakteriellen Nachweis. Sie wurde sicherheitshalber mit einer Dreierkombination antibiotisch behandelt, was die empfohlene Therapie ist. Schnell ging es ihr besser, und sie kam auf eine normale Station. Beim ersten Versuch aufzustehen, bekam sie Schwindelzustände, die trotz neurologischer Untersuchungen und Kernspintomographie unerklärlich blieben. Der Schwindel verschwand nicht. Sie wurde dann mit den beiden Diagnosen »Endokarditis ohne Erregernachweis« und »Hirnstammläsion unklarer Genese« entlassen, obwohl man eigentlich hätte sagen müssen, wir haben keine Diagnose gefunden. So war die Patientin aber plötzlich herzkrank und hatte einen Hirnschaden. Beides ängstigte sie sehr.

Menschen mit einer Endokarditis werden schulmedizinisch ständig überwacht und sollen bei jeder Erkältung prophylaktisch Antibiotika nehmen, um einem Rückfall vorzubeugen. Neben der Angst hat diese Diagnose also auch klare therapeutische Konsequenzen. Der Schwindel ließ sich nicht erfolgreich behandeln, und einige Jahre später kam sie in meine Praxis mit der Frage, ob ihr Akupunktur nicht vielleicht helfen könne.

Die Vorgeschichte zur damaligen Krankenhauseinweisung erwies sich als der Schlüssel zum Verständnis ihrer Krankheit. Die Patientin litt seit langem unter Ängsten; und Ängste waren in ihrer gesamten Familie mütterlicherseits schon immer ein zentrales Thema. Ihre erwachsene Tochter erkrankte eines Tages an multipler Sklerose, eine Krankheit mit einer leidvollen und schlechten Prognose. Tochter und Ehemann verdrängten die Krankheit, und so fand sich die Patientin mit ihren Ängsten auf sich selbst zurückgeworfen. Am Abend vor dem Beginn ihrer eigenen Krankheitsodyssee hatte sie sich eine Sendung über die Spätfolgen multipler Sklerose im Fernsehen angeschaut, in der etwas sensationsheischend das ganze Drama und Siechtum dieser Kranken ins Bild gesetzt wurde. Als sie anschließend ins Bett ging, war sie zutiefst entsetzt und geschockt. Zwei Stunden später fand ihr Mann sie mit hohem Fieber und bewusstseinsgetrübt vor.

Der chinesischen Medizin zufolge geht dieser Schock im wahrsten Sinne des Wortes an die Nieren und schwächt das Wasser-Element, das mit den Lebensbatterien vergleichbar ist, unmittelbar und dramatisch. Das energetische Gleichgewicht ist empfindlich gestört, und der Mangel an kühlendem Wasser führt zu einem Übermaß an Feuer, was in hohem Fieber, Herzrasen und Bewusstseinseintrübung resultiert. Dazu braucht es keine bakterielle Begründung, und auf der organischen Ebene sind keine Befunde zu erheben. Auch wenn bei der Patientin der akute Schock nach wenigen Tagen vorüber war, so erholte sich das Wasser-Element, zu dem energetisch auch die Ängste zählen, nicht mehr vollständig, was die Gleichgewichtsstörungen verursachte. Dies ist allein aus energetischen Gründen möglich ohne jedweden organischen Befund. Da die Ärzte bei der Patientin keine Befunde feststellen konnten, sich ihre Diagnose aber auf Befunde stützen musste, stellten sie aus Verlegenheit zwei mutmaßliche Diagnosen, die nicht nur unhaltbar waren, sondern für die Patientin auch schwere Konsequenzen hatten. Die Prognose der Endokarditis bedeutet immer gefährdet und herzkrank sein, was auch einen nicht ängstlichen Menschen beunruhigt. Die Diagnose eines Hirnschadens trägt ebenfalls nicht zum Gefühl gesundheitlicher Sicherheit bei.

Die Patientin lebte nun mit großen Vorsichtsmaßnahmen und unter steter Angst mit diesen beiden Diagnosen, die ihr Leben bestimmten, obwohl sie gar nicht zutrafen. Das Bild, krank zu sein, verfestigte sich und fixierte so das Krankheitsgefühl. In meiner Behandlung wurde es wichtig, ihr zunächst wieder die Sicherheit zurückzugeben, dass sie eigentlich nicht organisch krank war, indem ich ihr die energetischen Zusammenhänge erklärte. Den Krankheitsvorgang verstehen und mit der eigenen Lebenssituation in Verbindung setzen zu können erweist sich immer als eine zentrale Hilfestellung in der Krankheitsbewältigung. Jeder Mensch hat ein tiefes Verlangen nach Selbstdeutung.

Nach einer Weile konnte die Patientin sich darauf einlassen, nicht mehr beim Kardiologen ständig ihr Herz untersuchen zu lassen und auch nicht bei jedem Schnupfen Antibiotika zu nehmen. Nach und nach begann sie wieder Vertrauen in ihren Körper und ihre Gesundheit zu gewinnen. Dass ihr Gehirn keinen Schaden genommen hatte, trug wesentlich zu ihrer Beruhigung bei. Der Schwindel speist sich, wie bereits angedeutet, energetisch gesehen aus dem Mangel an Wasser-Energie, die sich durch die Ängste um ihre Gesundheit nie voll regenerieren konnte. Jetzt da die Patientin immer weniger Angst um ihre Gesundheit hatte, verflog unter der Mithilfe der Akupunktur auch der Schwindel, der in den folgenden Jahren nie mehr auftrat.

Der statische, festlegende Prognosebegriff der konventionellen Medizin lässt keinen Spielraum für die Wiederherstellung eines Gleichgewichts und das Erleben von Ganzheit auch *mit* bestehen bleibenden Symptomen. Die prognostische Festlegung einer Krankheit führt statistisch gesehen immer zu einem gleichen Verlauf und zum gleichen vorhersehbaren Ergebnis. Statistik kann Aussagen über gemittelte Mengen machen, aber nie über einen konkreten Menschen oder eine konkrete individuelle Entwicklung. Ein auf Heilung ausgerichteter Fokus richtet sich im Wesentlichen nicht auf statistische Aussagen, sondern in erster Linie auf den individuellen Menschen in seiner Einzigartigkeit und seinem fast unbegrenzten Potenzial zur Selbstregulation und Regeneration. Der Mensch ist kein geschlossenes System, sondern ein offenes Feld, das nach allen Seiten hin kommuniziert. Er ist niemals auf nur eine Richtung festgelegt, sondern das Prinzip des Lebens ist ein grenzenloses Fließen in einer dem Leben selbst innewohnenden Richtigkeit.

Welchen Einfluss die innere Ausrichtung auf das Leben anstatt auf die Krankheit hat und wie Krankheit Ausgangspunkt eines ganzheitlichen Heilungsprozesses werden und so zum Überleben der eigenen Prognose führen kann, hat *Karoline Erdmann* in ihrem Buch »Ich tanze mit der Angst – ich tanze mit der Freude« sehr eindrücklich beschrieben.[9] Sie war an Brustkrebs mit Lymphknotenbefall erkrankt, der statistisch gesehen auch unter intensiver Therapie mit Operation, Chemotherapie und Bestrahlung eine sehr ungünstige Prognose hat. Sie begann sich mit ihrer Krankheit in aller Tiefe auseinanderzusetzen und versuchte die mögliche Botschaft und künftige Bedeutung der Krankheit für ihr Leben auszuloten. Am Ende entschloss sie sich, lediglich die Brust entfernen zu lassen, und lehnte trotz massiven ärztlichen Widerstands entschieden jede weitere medizinische Behandlung ab. Sie erkannte in ihrer Krankheit eine Aufgabe, anderen Frauen mit Brustkrebs mit ihren Erfahrungen zur Seite zu stehen. Sie begann öffentlich Tango zu tanzen – ihre operierte Brust mit Blumen bemalt und entblößt. Sie ging in Krankenhäuser und Selbsthilfegruppen, half anderen krebskranken Frauen und machte ihnen durch ihren eigenen Umgang mit der Krankheit Mut. Schon nach kurzer Zeit schrieb sie ihr Buch – und ihr Leben war mit der Krankheit viele Jahre ein erfüllender Tanz mit der Angst und der Freude. Sie überlebte ihre Prognose um viele Jahre.

Das homöodynamische Ungleichgewicht

Die Vorstellung von einem festen, unveränderlichen Körper, von unveränderlicher Materie und damit auch von unveränderlichen Krankheiten ist irreführend. Diese Betrachtung entspricht dem alten Newton-cartesianischen Paradigma, das von statischen Formen ausgeht. Vor dem Hintergrund neuerer Wissens, z.B. davon, dass sich in jedem Moment alle Atome unseres Körpers, und nicht nur des Körpers, sondern des ganzen Universums, austauschen – mit jedem Atemzug nehmen wir 10^{22} Atome unseres Universums auf und geben sie wieder ab, das ist eine Zahl mit 22 Nullen –, ist die Vorstellung eines statischen Körpers und statischer Krankheiten längst nicht mehr zu halten.

Die medizinische Physiologie spricht von dem Grundphänomen der Homöostase. Diese sorgt dafür, dass die Bedingungen im Inneren des Organismus, in jeder Zelle und jedem Organ, möglichst konstant bleiben, damit der Stoffwechsel und alle Funktionen des Organismus funktionieren. In dem Begriff Homöostase steckt das Wort Stase. Stase heißt Stehen. Man geht von einem konstanten Fließgleichgewicht aus. So soll sich beispielsweise der Blutdruck möglichst in den für ihn vorgesehenen Grenzen halten – also gleich bleiben, was den gesunden, normalen Zustand impliziert. Tatsächlich überschreitet der Blutdruck aber diese Normgrenzen je nach Ruhe- oder Belastungssituation im Sinne einer normalen, den Erfordernissen entsprechenden Regulation bei weitem. Der Sinn der physiologischen Prozesse des Körpers liegt vor allem darin, die Regulationsfähigkeit und -breite des Organismus zu erhalten und ein dauerhaftes Über- oder Unterschreiten vitaler Regelgrößen zu vermeiden, aber keinesfalls einen immer gleichbleibenden Zustand zu erzwingen. Da alle Prozesse im Organismus fließend sind, sollte man besser von Homöodynamik statt von Homöostase reden.

Bleibt da noch die Frage nach dem Gleichgewicht. Der Gleichgewichtsgedanke impliziert meist die Vorstellung, es sei gut, ein einmal gewonnenes Gleichgewicht auch zu halten. Aber dies entspricht nicht dem Prinzip des Lebens. Das Leben fließt und ist Ausdruck ständigen Ungleichgewichts. Alles andere zu behaupten wäre mehr als lebensfremd. Immer im Gleichgewicht leben zu wollen hieße, ein Leben in Fesseln zu leben. Einen einmal erreichten Zustand halten zu wollen ist wie die

Erwartung, dass das Herz immer rhythmisch schlagen sollte oder dass man immer alles im Griff haben müsste. Das ist nicht nur anstrengend, sondern auch ineffektiv. Es ist wie der Versuch, ein Pendel, das oben am Scheitelpunkt auf dem Kopf steht, so auszupendeln, dass es nicht fallen würde – ein Balanceakt, der sich zwangsläufig als unmöglich herausstellen muss. Natürlich fällt das Pendel auf die eine oder die andere Seite. Da ist Dynamik. Dort, wo das Pendel hinfällt, ist für den Augenblick das neue Gleichgewicht.

Nehmen wir das Beispiel unserer eigenen Fortbewegungsmöglichkeit. Mit beiden Beinen auf dem Boden stehend, kann man nicht laufen. Steht man auf einem Bein, dann ist das ziemlich wacklig. Das Gleichgewicht länger als wenige Augenblicke in einem solch statischen Zustand halten zu wollen ist nicht möglich. Beim Gehen kombinieren sich nun zwei Instabilitäten miteinander. Wir fallen quasi von einer in die nächste. Die statische Instabilität führt in und durch die Bewegung zu einer dynamischen Stabilität, die das Merkmal aller Lebensprozesse ist.[10] Die Dynamik des Lebens, die Veränderlichkeit von Moment zu Moment, ist das einzig Konstante, dem eine Art lebendiger Stabilität innewohnt. So sollten die physiologischen Prozesse des Lebens besser als Prozesse eines homöodynamischen Ungleichgewichts bezeichnet werden.

Das bedeutet für jeden Moment des Lebens ein neues Gleichgewicht. Jeder Augenblick ist neu und birgt die Fülle des Lebens. Da gibt es nichts festzuhalten, denn Festhalten wäre der Versuch, den Fluss des Lebens aufzuhalten, die dynamische Stabilität des Lebens in einen statischen Zustand zu überführen. Das ist zum Scheitern verurteilt und führt geradewegs in statische Formen krankhaften Ungleichgewichts: in Kummer, Schmerz und Leid.

Was gesund hält

Gesundheit drückt sich als Gleichgewicht von Körper, Geist und Seele aus. Die Weltgesundheitsorganisation WHO definiert Gesundheit nicht nur als Abwesenheit von Krankheit, sondern stellt neben das körperliche auch das seelische, soziale und spirituelle Wohlbefinden. Neben den körperlichen, psychischen und sozialen Belangen sind nicht zuletzt auch die Sinnfragen des Menschen von gesundheitserhaltender und -fördernder Bedeutung. Allein das Gefühl, dass das Leben keinen Sinn macht, kann schon krankheitsbestimmend werden. Die Sinnfrage berührt die tiefste Schicht im Menschen, denn es geht um Erfüllung und Sinngebung auf der Seelenebene. Religiosität und Spiritualität sind für viele Menschen wichtig und geben ihnen Halt und Zuversicht.

In einer großen amerikanischen Studie, dem General Social Survey, wurden 1481 Erwachsene nach ihren religiösen und spirituellen Erfahrungen befragt. Es zeigte sich, dass 86 Prozent solche Erfahrungen haben und sie für wichtig und lebensbestimmend halten.[11]

Positive Gesundheitsfaktoren

In einer prospektiven Studie untersuchte *Ronald Grossarth-Maticek* 15 Positivfaktoren und deren Bedeutung für die Aufrechterhaltung der Gesundheit.[12] In der Heidelberger Prospektiven Interventionsstudie von 1973 bis 1993 wurden 35814 Personen untersucht. Die 15 Positivfaktoren betrafen Bedingungen des körperlichen, seelischen, sozialen und spirituellen Gleichgewichts. Nach 20 Jahren wurden alle Teilnehmer der Studie nachuntersucht. Menschen, deren Lebensweise mit allen 15 Positivfaktoren übereinstimmte, waren zu 93 Prozent gesund und aktiv bis ins hohe Alter geblieben. Sie waren 1993 zwischen 75 und 88 Jahre alt. Fehlte nur einer der 15 Faktoren, fiel der Prozentsatz der gesund gebliebenen Personen auf durchschnittlich 50 Prozent ab. Der stärkste Abfall war bei einer fehlenden positiven Rückbindung im spirituellen Bereich zu verzeichnen. Fehlte dieser Faktor, dann erreichten nur noch 23,8 Prozent ein hohes Alter in Gesundheit. Neben der Tatsache, dass der spirituelle Bezug für die Gesundheitserhaltung nachhaltig bedeutungsvoll ist, ist eine der wesentlichen Aussagen der Studie, dass jeder Bereich – Körper, Psyche, Soziales und Spiritualität – außerordentlich wichtig für die Gesundheit ist. Denn fehlte nur ein Faktor in einem Bereich, so sank der Gesundheitsindex, wie bereits oben erwähnt, von 93 auf 50 Prozent. Es kommt also auf ein in allen Lebensbereichen ausgeglichenes Leben an, in dem jeder Lebensbereich die gleiche Wertschätzung erhält. Die sonst so im Vordergrund stehenden Risikofaktoren wie Cholesterin, hoher Blutdruck, Rauchen oder Alkoholkonsum, die hier gleich verteilt waren, oder auch genetische Ursachen, hatten keinen Einfluss auf die Gesundheit.

Mit dem Einfluss von Lebensweise und -umständen auf die Gesundheit hat sich auch der Amerikaner und Kardiologe *Dean Ornish* auseinandergesetzt.[13] In vielen Untersuchungen hat er zeigen können, dass sich die Prognose von koronaren Herzkrankheiten durch ein geeignetes Umfeld und durch bessere Lebensbedingungen um ein Vielfaches verbessern lässt. Unter anderem gehört zu seinen Behandlungsprogrammen auch eine ausgeglichene und gute Ernährung. In einschlägigen kardiologischen Kreisen wird Ornish fast ausschließlich im Zusammenhang mit seiner Diät für Herzkranke genannt, was eine außerordentliche Verkürzung seines Ansatzes ist, allerdings eine, mit dem konventionell denkende Mediziner sicher am besten umgehen können. Wenn hier überhaupt Diät in den Vordergrund gestellt werden kann, dann im alten griechischen Wortsinn der diaita, was Lebensweise heißt – ein Begriff, der im modernen Sprachgebrauch lediglich auf die Ernährung reduziert verwendet wird. Ornishs Arbeit zielt auf eine insgesamt ausgeglichene Lebensweise, das heißt, neben der Ernährung geht es um Bewegung, um die Lösung offener Probleme, um psychologische Gespräche und um spirituelle Praxis. Es geht also auch hier um ein Gleichgewicht in allen Lebensbereichen wie in der Studie von Grossarth-Maticek. So erweist sich eine solche ganzheitliche Behandlungsweise, selbst bei gleichzeitig bestehenden Risikofaktoren, als sehr effektiv in der Prävention von Herzinfarkten und deren Rückfällen.

Die Wirkung von Liebe auf die Gesundheit

Der stärkste Positivfaktor, von dem *Ornish* spricht und der durch verschiedene Studien vielfach belegt werden konnte, ist die Liebe. Das Wort Liebe wird, da vermeintlich unwissenschaftlich, in den Studien oft als »soziale Unterstützung« oder »fürsorgliche Beziehungen« umschrieben.

Studien zur Wirkung von Liebe

An der Yale-Universität wurden 119 Männer und 40 Frauen mit koronarer Herzkrankheit einer koronaren Angiographie (Herzkatheter) unterzogen, um das Ausmaß der Blockierungen der Herzkranzgefäße festzustellen. Die Patienten, die sich am meisten im Leben geliebt fühlten und denen andere Menschen beistanden, wiesen beträchtlich weniger Einengungen der Herzkranzarterien auf. Die Forscher konstatierten, dass das Gefühl, geliebt zu werden und seelische Unterstützung zu haben, ein wichtiger Faktor für die Prognose der Schwere von koronaren Herzkrankheiten ist. Diese Wirkung ist völlig unabhängig von der Ernährungsweise, von Rauchen, körperlicher Bewegung, Cholesterinwerten, familiärer Belastung und anderen Risikofaktoren.[14]

Eine vergleichbare schwedische Studie mit 131 Frauen konnte ebenfalls den positiven Einfluss guter emotionaler Beziehungen auf die Schwere von Erkrankungen der Herzarterien belegen.

Wie sich die soziale Einbettung für die Prognose bei Herzkrankheiten auswirkt, war auch Gegenstand einer Untersuchung von 2300 Männern, die einen Herzinfarkt überlebt hatten. Diejenigen, die sozial isoliert lebten und unter starkem Stress litten, hatten ein vierfach höheres Todesrisiko im Vergleich zu den Männern ohne soziale Isolation und mit niedrigem Stressniveau. Dies ergab sich auch unter Berücksichtigung der bekannten Risikofaktoren in beiden Gruppen. Dabei übten die psychosozialen Folgen einen stärkeren Einfluss auf vorzeitige Todesfälle aus als die in dieser Studie getesteten Beta-Blocker.[15] Wie viel schneller werden im Medizinalltag doch lediglich Medikamente verordnet als das soziale Umfeld beachtet und mit einbezogen.

Eine sehr aufschlussreiche Studie wurde an der Case Western Reserve University in Cleveland mit 10 000 verheirateten Männern durchgeführt, die noch keine Angina Pectoris hatten, aber im Sinne der üblichen Risikofaktoren stark belastet waren. Nach der statistischen Wahrscheinlichkeit müssten diese Männer in den nächsten fünf Jahren um den Faktor zwanzig häufiger an Angina Pectoris erkranken als Menschen ohne diese Risikofaktoren. Allen Männern wurde zu Studienbeginn die Frage gestellt, ob ihre Frau ihnen ihre Liebe zeigen würde. Diejenigen, die die Frage mit ja beantwortet hatten, litten in den nächsten fünf Jahren signifikant weniger unter Angina Pectoris als die, die keine liebevolle Unterstützung durch ihre Partnerin erfuhren, obwohl alle die gleichen Risikofaktoren hatten. Dieselbe Studie zeigte ebenfalls, dass Männer mit Angstgefühlen und ungelösten familiären Problemen verstärkt Angina-Pectoris-Anfälle hatten.[16] Eine weitere, ähnliche Studie zeigte vergleichbare Ergebnisse bei Menschen mit Zwölffingerdarmgeschwüren.[17]

Fehlen im nahen Umfeld Liebe und Unterstützung, dann steigt das Risiko, ernsthaft krank zu werden, um das drei- bis fünffache des Normalen. Dazu gehört ein erhöhtes Risiko für Herzinfarkt, Schlaganfall, Infektionskrankheiten, Krebs, Allergien, Arthritis, Tuberkulose, Erkrankungen des Immunsystems, Alkoholismus, Medikamenten- und Drogenmissbrauch oder Selbstmord. Von dieser Zunahme an vorzeitigen Todesfällen waren sowohl Menschen, die schon zu Studienbeginn krank waren, als auch solche, die am Anfang noch gesund waren, betroffen.[18]

Nicht nur geliebt zu werden ist für die Gesundheit wichtig, sondern auch selbst zu lieben und zu geben. Darauf weisen verschiedene Studien hin. Für siebenhundert ältere Patienten erwies es sich für die Erhaltung ihrer Gesundheit und Vitalität als wichtiger, innerhalb eines sozialen Netzes einen Beitrag leisten zu können, als dass sie selbst etwas von anderen erhielten. Je mehr sie sich für andere engagierten, desto mehr profitierten sie für sich selbst davon.[19]

Meist geben und lieben wir, um selbst etwas zu bekommen oder geliebt zu werden. Die reine Form des Gebens und Liebens aber verlangt nichts: Sie gibt sich ganz und gar selbst, wie die Geschichte eines kleinen Jungen erzählt:
Die Schwester des achtjährigen Jungen war an Leukämie erkrankt. Ohne Bluttransfusion wurde sie sterben müssen. Die Eltern fragten den Jungen, ob sie sein Blut untersuchen lassen dürften und ob er, wenn er als Blutspender in Frage käme, seiner Schwester einen halben Liter Blut abgeben würde. Der Junge wollte es sich über Nacht überlegen. Am nächsten Morgen willigte er ein. Es stellte sich heraus, dass er als Spender in

Frage kam. Als er dann im Krankenhaus auf einer Trage neben seiner Schwester lag und sein Blut in sie hineinsickerte, kam ein Arzt, um nach ihnen zu sehen. Da öffnete der Junge seine Augen und fragte den Arzt: »Wie bald werde ich anfangen zu sterben?«[20]

Studien: Die Kindheit beeinflusst die spätere Gesundheit

In einer der interessantesten und aussagekräftigsten Studien, der Havard-Studie von *Stanley King, Harry Russek, Gary Schwartz* und *Linda Russek,* wurden die Auswirkungen der emotionalen Verhältnisse in der frühen Kindheit und im Elternhaus auf die spätere Gesundheit überprüft. Nach dem Zufallsprinzip wurden in den fünfziger Jahren 126 gesunde männliche Studenten der Havard-Universität für die Studie ausgewählt. Sie mussten in einem Fragebogen ihre Gefühle gegenüber ihren Eltern beschreiben. Sie wurden gefragt, wie sie das Verhältnis zu ihren Eltern beurteilten: sehr eng, warmherzig und freundlich, tolerant oder gespannt und kalt. Nach 35 Jahren wurde der Gesundheitszustand dieser Männer untersucht. Das Ergebnis fiel unerwartet deutlich aus: 91 Prozent der Männer, die ihre Beziehung zum Elternhaus 35 Jahre zuvor als nicht warmherzig bezeichnet hatten, litten um die Lebensmitte herum unter so ernsten Krankheiten wie Erkrankungen der Herzarterien, Bluthochdruck, Zwölffingerdarmgeschwüren, Alkoholismus usw. Diejenigen, deren Beziehung zu den Eltern warmherzig war, hatten mit nur 45 Prozent sehr viel weniger Krankheitsprobleme.[21,22]

Diese Ergebnisse dürfen nicht zu dem fatalen Schluss führen, man wäre durch ein wenig liebevolles Elternhaus unweigerlich einem schweren Krankheitsschicksal ausgeliefert, und auch nicht zu der Einstellung, dass immer die Eltern an den eigenen Problemen und Krankheiten schuld seien. Das käme der Haltung eines nie erwachsen werdenden Kindes gleich, das nicht gelernt hat, für sich selbst zu sorgen und Verantwortung zu übernehmen. Jedes schwere Schicksal, jede problematische Kindheit trägt in sich das Potenzial zur Überwindung und Heilung. Unsere Fähigkeit, Schwierigkeiten und Krankheiten durchzustehen, zu bewältigen und daran zu reifen, führt jeden Menschen durch einen wertvollen inneren Wandlungsprozess, der nicht nur einem selbst nutzt, sondern auch zum Wohl anderer Menschen eingesetzt werden kann. Worunter wir selbst zu leiden hatten, gibt uns die beste Chance, anderen mit ähnlichen Problemen zur Seite zu stehen.

Welchen Einfluss die Qualität menschlicher Beziehungen auf die Gesundheit hat, war Gegenstand der John-Hopkins-Studie. Sie wurde in den vierziger Jahren mit 1100 Medizinstudenten begonnen. Man wollte herausfinden, ob es einen Zusammenhang zwischen der Entwicklung von Krebs und der Qualität von Beziehungen geben könnte. Der untersuchte Parameter war die Nähe, die die Probanden zu ihren Eltern empfunden hatten. Fünfzig Jahre später zeigte sich, dass diejenigen Studenten, die damals im Elternhaus wenig Nähe zu ihren Eltern erfahren hatten, später vermehrt an Krebs erkrankten, hingegen die mit einer nahen Beziehung zu den Eltern gesund geblieben waren.[23] Die Forscher konnten zeigen, dass die Prognosen auch nach längerer Zeit noch ihre Gültigkeit hatten und nicht von den üblichen Risikofaktoren beeinflusst waren.

Der beste vorbeugende Faktor gegen die Entstehung von Krebs wäre demnach eine nahe Beziehung zwischen Eltern und Kind.

Studien: Familiäre, traditionelle und kulturelle Werte fördern die Gesundheit

Menschen, die in geborgenen und sicheren Verhältnissen aufwachsen und leben, haben im Allgemeinen eher eine gute Gesundheit und ein ausgezeichnetes Immunsystem. Diese Befunde decken sich mit den Ergebnissen des relativ modernen Forschungszweigs der Psychoneuroimmunologie. Ein emotional ausgewogenes Leben, ein Leben ohne übermäßig destruktiven Stress, ein Leben, das angstfrei ist, ein Leben, das erfüllt ist und Sinn macht, sind die besten präventiven Faktoren für eine stabile Gesundheit. Sie wiegen weit mehr als jeder Risikofaktor wie Cholesterin, hoher Blutdruck, Alkohol oder Rauchen. Verschiedene Studien zeigen, dass selbst beim Vorhandensein mehrerer Risikofaktoren sich diese nicht schädlich auf die Gesundheit auswirken, wenn es den Menschen gutgeht. Natürlich liegt zunächst die Vermutung nahe, dass Menschen, denen es gutgeht, einfach gesünder leben und deshalb weniger Risikofaktoren haben. Aber es konnte eindeutig gezeigt werden, dass auch bei bestehen bleibenden Risikofaktoren ein gelungenes Leben präventiv gegen Krankheit wirkt.

Geborgenheit und Sicherheit sind wichtige Faktoren, die wesentlich vom familiären, traditionellen und kulturellen Kontext abhängen. Gehen solche gewachsenen Zusammenhänge verloren, dann kommt es zur Vereinzelung und Fragmentierung der Menschen einer Gemeinschaft oder der Gesellschaft.

Um dieses Thema ging es in mehreren Untersuchungen, von denen ich zwei der bekanntesten hier kurz beschreibe.

Die erste ist die Roseto-Studie, die ihren Namen nach dem kleinen Ort Roseto in den USA erhalten hat. Dort lebt eine italoamerikanische Bevölkerung, bei der man erstaunlicherweise festgestellt hatte, dass sie in einem Beobachtungszeitraum von dreißig Jahren sehr viel weniger Herzinfarkte zu verzeichnen hatte, als in zwei Nachbargemeinden auftraten. In allen drei untersuchten Gemeinden hatten die Menschen die gleichen Risikofaktoren für Herz-Kreislauf-Krankheiten. Es musste also einen anderen Grund für die niedrigere Erkrankungsrate geben. Die Einwohner von Roseto wanderten 1882 aus Süditalien nach Amerika aus. In den ersten Jahrzehnten danach war die Gemeinde ethnisch und sozial sehr homogen mit engen familiären Bindungen und einer engen sozialen Vernetzung. Bis zum Anfang der siebziger Jahre lebten dort noch immer drei Generationen unter einem Dach. Religion, Tradition und soziale Bindungen hatten einen hohen Stellenwert. Dies änderte sich jedoch in den siebziger Jahren, und die Gemeinde begann sich zu fragmentieren. Die Lockerung der sozialen Bindungen und die Schwächung der Gemeinschaft in Roseto gingen einher mit einer starken Zunahme an Todesfällen durch Herzinfarkte. Die Sterblichkeitsrate erreichte jetzt dasselbe Niveau wie in den Nachbargemeinden.[24]

Die Studie zeigt sehr klar, wie wichtig es für die Gesundheit des Einzelnen ist, auf starke soziale Bindungen, auf die Geborgenheit einer Gemeinschaft und auf gemeinsame Werte zurückgreifen zu können. Und wie verheerend sich die Entwurzelung aus vertrauter Gemeinschaft und die Vereinzelung und Vereinsamung der Menschen auf das Herz auswirken kann.

Zu gleichen Ergebnissen kommt die unter dem Namen Ni-Hon-San bekannt gewordene Studie, die in Japan (Nippon) und in den USA in Honolulu und San Francisco durchgeführt wurde. Die Forscher untersuchten 11 900 Japaner. Sie verglichen Studienteilnehmer, die in Japan lebten, mit Japanern, die nach Honolulu bzw. nach San Francisco ausgewandert waren. Es zeigte sich, dass die Zahl der Herzerkrankungen in Japan am niedrigsten, auf Hawaii in einem mittleren Bereich und in Kalifornien am höchsten war. Dieses Gefälle ließ sich nicht durch Unterschiede in der Ernährung, beim Blutdruck oder im Cholesterinspiegel erklären. Unter den Teilnehmern in Japan war sogar der Anteil an Rauchern höher als in den anderen Regionen.

Man unterschied nun die in Amerika lebenden Japaner danach, ob sie nach den Werten ihrer angestammten traditionellen Kultur lebten oder ob sie sich der westlichen Lebensweise angepasst hatten. Dabei stellte sich wie bei der Roseto-Studie heraus, dass die in Amerika traditionell lebenden Japaner genauso selten Herzkrankheiten hatten wie die in Japan lebenden Teilnehmer. Die Gruppe mit dem westlich angepassten Lebensstil hatte dagegen ein drei- bis fünffach höheres Risiko für Herzkrankheiten. Im Fazit konstatierten die Wissenschaftler, dass die gutfunktionierenden sozialen Netze und die engen familiären Bindungen einen starken Schutzfaktor vor Krankheit und vorzeitigem Tod darstellten.[25] Wiederum erweisen sich die traditionelle und kulturelle Entwurzelung sowie die Vereinsamung als Krankheitsfaktoren ersten Ranges.

Wenn man aus den genannten Studien ein Fazit ziehen will, so zeigt sich eindrucksvoll und überzeugend, dass ein liebevolles, in Gemeinschaft und Familie eingebundenes Umfeld, soziale Unterstützung, eine Kultur des Gebens mehr denn eine des

Nehmens und eine positive und annehmende Atmosphäre im Elternhaus starke Faktoren für die Gesundheit und die Vorbeugung gegen Krankheit darstellen.

Studie: Soziale Unterstützung und Sicherheit wirken lebensverlängernd

Wie stark sich der Rückhalt einer sozialen Gruppe selbst bei schweren Krankheiten wie Krebs lebensverlängernd und heilsam auswirken kann, hat eine sehr aufschlussreiche Studie von *David Spiegel* an der medizinischen Fakultät der Universität Stanford über Frauen mit Brustkrebs ergeben, die in der renommierten Fachzeitschrift Lancet veröffentlicht wurde. Alle Frauen waren an Brustkrebs mit Metastasen erkrankt und wurden konventionell mit Operation, Chemotherapie, Bestrahlung und Medikamenten behandelt. Die eine Gruppe traf sich über ein Jahr lang einmal in der Woche für neunzig Minuten. Die Patientinnen wurden ermutigt, regelmäßig an den Treffen teilzunehmen, um in einer Gruppe von Betroffenen Unterstützung zu erfahren, sich über ihre Krankheit, ihre Sorgen und Ängste, aber auch über ihre Hoffnungen und ihre Lebensumstände auszutauschen. Es gab somit einen Raum, sich zu öffnen, sich mitzuteilen, anderen in ihren Sorgen und Ängsten zuzuhören, und sich mit der Erkrankung nicht allein zu fühlen. Die Gruppentreffen wurden von einem Arzt oder Sozialarbeiter und von einer Therapeutin geleitet, die ebenfalls an Brustkrebs erkrankt und jetzt auf dem Wege der Besserung war. Die Frauen in der Vergleichsgruppe hatten keine gemeinsamen Gespräche.

Die Treffen der Gesprächsgruppe erwiesen sich als eine Quelle starken Gemeinschaftssinns und vertrauensvoller Nähe. Das Ergebnis der Studie war in der Deutlichkeit unerwartet und in der Konsequenz, die man für die Therapie in Zukunft daraus ziehen müsste, radikal. Die Frauen der Gesprächsgruppe lebten im Durchschnitt doppelt so lange wie die Frauen der anderen Gruppe, die nicht auf diese Ressource der Selbsthilfe und des menschlichen Teilens der Krankheitssituation zurückgreifen konnten. Alle Frauen der Vergleichsgruppe, also ohne Gespräch, waren innerhalb von fünf Jahren gestorben. Die Frauen, die ein Jahr lang die wöchentlichen Gespräche in einem Rahmen emotionaler Unterstützung und Nähe geführt hatten, lebten alle noch.[26,27]

Der Mensch – ein Quantenfeld

Die westliche Kultur und mit ihr die Medizin haben in bewundernswerter Weise die Natur und das Wesen der Materie erforscht. Sie sind dabei in immer kleinere Dimensionen vorgestoßen und haben auf der Ebene von Elektronenmikroskopie und atomarer Teilchenforschung immer weitere Wissenslücken schließen können.

Solange die westliche Wissenschaft und die Medizin von einer aus Materie, Atomen und Molekülen aufgebauten Welt ausgeht und solange sie Materie und Bewusstsein trennt, ist es für sie schwierig, die energetischen Lebensprozesse, welche die Grundlage der Materie sind und sie beleben, zu erfassen und für ein entsprechendes Krankheits- und Gesundheitsverständnis zu nutzen.

Solange der menschliche Organismus als ein Konstrukt statischer Materie aufgefasst wird, werden wir der prozesshaften Natur des Lebens nicht gerecht.

Eine materieorientierte Medizin begreift den Menschen als ein Wesen, das durch seine Körperoberfläche begrenzt ist. Das Bewusstsein wird dabei als ein Produkt der Materie – des Gehirns – betrachtet.

Nun gibt es eine Vielzahl wissenschaftlicher Befunde und Erkenntnisse, die nahelegen, dass der Mensch nicht nur auf den sichtbaren Körper begrenzt ist, sondern dass zumindest das Bewusstsein diese Grenzen weit überschreitet. In der Psychologie und in der Spiritualität spricht man hier vom transpersonalen Bereich, in der modernen Physik von Nicht-Lokalität. Diese Begriffe versuchen Phänomene zu benennen, die der Menschheit von alters her vertraut und geläufig sind: Phänomene der Hellsichtigkeit, der Präkognition, der außerkörperlichen Erfahrung, der Fernheilungen usw. Diese Fähigkeiten, welche die Grenzen des Körpers und der Materie sprengen und sich nicht mit dem klassischen Wissenschaftsparadigma erklären lassen, werden heute im medizinischen Kontext als nichtlokale Medizin bezeichnet. Der Arzt *Larry Dossey* spricht hier von der Ära-III-Medizin.[28]

Da wir zunehmend auf Befunde stoßen, die mit dem alten Weltbild nicht mehr erklärbar sind – man spricht hier von Anomalien –, stoßen wir zu einem neuen Paradigma vor, das die bisherigen wissenschaftlichen Wirklichkeiten und die Anomalien miteinander erklärbar macht. Daran hat die Quantenphysik in den letzten achtzig Jahren maßgeblich Anteil, und sie kann damit auch zu einem neuen Modell für die Medizin beitragen.

Es ist Zeit, dass sich die Medizin einem neuen Paradigma öffnet, über die Ebene der begrenzten Materie hinausgeht und die weiteren Dimensionen menschlichen Lebens, von Krankheit und Gesundheit erforscht und in Diagnostik und Therapie miteinbezieht.

Um dieses neue Paradigma besser verstehen zu können, gebe ich einen kurzen Überblick über die für die Medizin relevanten quantenphysikalischen Aspekte.

Die klassische Vorstellung der Materie

Seit *Platon* hat man versucht, dem Geheimnis der Materie auf die Spur zu kommen. Als die klassische Physik sich daran machte, die Grundbausteine des Universums und damit unserer Existenz herauszufinden, ist sie in immer feinere Dimensionen der Materie vorgedrungen. Makroskopische Strukturen setzen sich aus mikroskopischen zusammen, Gewebe aus Zellen, Zellen aus Organellen, Organellen aus Membranen und Molekülen, Moleküle aus Atomen. Das Atom galt lange Zeit als der kleinste Baustein der Natur, *atomos* = nicht teilbar. Man dachte, dass jede Materie, jede Form und Gestalt sich aus diesen kleinsten Bauteilen der Materie zusammensetzt. Je nach Kombination unterschiedlicher Atome ergibt sich unterschiedliche Materie: Holz, Stein, Haut usw.

Der Feldbegriff ersetzt den Materiebegriff

Dann begann das Zeitalter der Elemtarteilchen-Forschung. Man erkannte, dass das Atom selbst aus Bausteinen besteht, den Elementarteilchen. Die Atome setzen sich unter anderem aus den Protonen und Neutronen des Atomkerns zusammen und aus den ihn umkreisenden Elektronen. Beim Versuch, die Elektronen noch weiter in kleinere Bestandteile zu zerlegen, kam die klassische Physik ans Ende ihrer Erklärungsmöglichkeiten, denn es zeigte sich, dass es in den darunterliegenden Dimensionen keine festen Partikel mehr gibt. Man kann lediglich die Spuren von Elementarteilchen erkennen, dort wo sie einmal auf ihren Bewegungsbahnen gewesen sind. Aber nicht die Teilchen selbst. Die Materie ist verschwunden.[29]

Was bleibt, ist eine Art undifferenzierte Energie-Suppe. Da gibt es nur noch eine Art Unschärfe und Verschmierung und die Wahrscheinlichkeit des Aufenthaltes von Teilchen, aber keine Teilchen selbst. Am Ende der Suche nach den Bausteinen des Universums musste die klassische Wissenschaft erkennen, dass es keine materiellen Bausteine gibt.

Dies ist der Scheidepunkt zwischen der klassischen und der modernen Physik. Letztere hat bereits mit *Max Planck* den Begriff der Materie hinter sich gelassen. Er sagte in den vierziger Jahren des vergangenen Jahrhunderts: »Es gibt keine Materie, sondern nur einen hinter ihr wirkenden intelligenten Geist.«[30]

Die moderne Physik, die Quantenphysik, hat seit dieser Zeit den Materiebegriff relativiert. Auch andere naturwissenschaftlichen Disziplinen haben sich bereits mit der weiterführenden Dimension der Quantenwelt vertraut gemacht. Der Materiebegriff ist durch den Feldbegriff ersetzt worden. So gibt es in der Physik Quantenfelder, in der Biologie Organisationsfelder und morphische Felder usw.

Der wesentliche Bestandteil des Universums und auch jeder Form von Materie ist leerer Raum. Man spricht vom Quantenvakuum.[31] Dieser Raum wird auch Quantenfeld genannt. Im

Quantenfeld gibt es eine unendliche Menge kohärenter Wellenfunktionen.[32] Es handelt sich dabei nicht um Energie, sondern um Information. Kohärenz bedeutet gleichschwingend mit anderen Wellen. Kommt es z. B. durch unser Bewusstsein, durch Beobachtung und Betrachtung zu einer Interferenz mit kohärenten Wellen, so werden sie dekohärent und konkretisieren sich. Sie kondensieren quasi, kristallisieren aus und werden von unseren Sinnesorganen erkannt – durch Tasten und Sehen als materielle Form und Gestalt, durch Riechen als Geruch, durch Schmecken als Geschmack, von der Psyche als Gefühl und vom mentalen Bewusstsein als Gedanke. Es sind unsere Sinnesorgane, die aus dekohärent gewordener Energie etwas abbilden.[33] Durch die Sinnesorgane wirkt sie wie ein fester, solider Körper oder wie ein Gefühl oder Gedanke, aber in der Essenz handelt es sich um Informationen aus dem Quantenfeld, die die Sinnesorgane dekodieren. Das ist sehr gut vergleichbar mit einem PC. Er übersetzt im Grunde nur einen binären Code in Ton und Bildpunkte, in Zahlen und logische Zusammenhänge, so dass die binäre Information für unsere Sinne und unseren Verstand erfahrbar wird.

Da sich im Quantenfeld unendlich viele Wellenfunktionen befinden, können auch potenziell unendlich viele Informationen auskristallisieren und damit auf der dualen Ebene manifest und erfahrbar werden. Sie werden dann für uns real. So ist das Quantenfeld ein Meer der Möglichkeiten, aus dem sich je nach Interferenz eines beobachtenden Bewusstseins Materielles und Immaterielles formt.[34,35] Es ist das Bewusstsein des Menschen, das die Welt, so wie er sie erfährt, manifestiert. In gewisser Weise erschaffen wir die Welt, wie sie ist, selbst.[36]

Das intentionale Bewusstsein ist die Wurzel der Manifestation. Dass sich die Welt jeden Augenblick wiedererschafft, so wie wir sie kennen, hängt zu einem wesentlichen Teil von unserer Erinnerung – auch Information – ab, die sie immer wieder in der gleichen Weise wiederherstellt. Das heißt in der Konsequenz auch, dass wir unsere Lebensumstände, Glück und Unglück, Gesundheit und Krankheit usw. durch unsere Konditionierungen und gewohnheitsmäßigen Sichtweisen stets wiederholen und neu kreieren. So ist der Baum immer derselbe Baum, weil ich ein konditioniertes Bild vom Baum in mir trage. Welch eine Möglichkeit haben wir da, durch eine Änderung unseres Bewusstseins unsere Lebensumstände, unser Wohlbefinden, unser Verlangen nach Glück oder unsere Gesundheit und Krankheiten zu beeinflussen.

Das darf aber nicht zu der Vorstellung verleiten, dass wir uns nach Belieben unsere Welt einrichten und sie manipulieren können. Auf einer sehr tiefen Ebene stehen alle Möglichkeiten des Universums offen – in einem Meer der Möglichkeiten, im Quantenvakuum, im leeren Raum, im Raum der bedingungslosen Liebe, im Reich des Göttlichen, das keinen Namen trägt. Aber auf der relativen Ebene der Welt, in der wir uns erleben, unterliegen wir in der Regel wesentlich festgelegteren Bedingungen, weil jedes Ereignis Spuren im Bewusstsein hinterlässt, die sich erinnern und binden. Wir können nicht willentlich aus dem Meer der Möglichkeiten unsere Krankheiten oder unser Leiden abschaffen. Wir können uns nicht einfach aus dem Feld der Möglichkeiten Reichtümer verschaffen. Was aber immer möglich ist: Wir können das Meer der Möglichkeiten einladen, indem wir uns von bindenden Vorstellungen trennen und grundsätzlich alles in Raum und Zeit für möglich halten. Wir können im Fokus auf die tiefere Wirklichkeit unseres Seins die Relativität des täglichen Lebens besser wahrnehmen und durch diesen Fokus zu innerem Frieden gelangen.

Das in-formierte Universum

Information im Quantenfeld ist nicht Information im herkömmlichen Sinn. Sie in-formiert, das heißt, die sich im Feld konkretisierende In-formation führt zu Form und Gestalt. »In-formation ist eine feine, quasi augenblickliche, nicht flüchtige und energielose Verbindung zwischen Dingen an verschiedenen Orten im Raum zu verschiedenen Zeitpunkten. In den Naturwissenschaften bezeichnet man solche Phänomene als »nicht-lokal«, in der Bewusstseinsforschung als »transpersonal«. Was ihre zeitliche Beständigkeit betrifft, betrachtet man sie als eine Form der Erinnerung sowohl in der Natur als auch in der inter- und transpersonalen Kommunikation. Alle Dinge, die sich in Raum und Zeit zutragen, hinterlassen Spuren im Vakuum – das heißt, sie »in-formie-ren« es –, und das in-formierte Vakuum wirkt seinerseits auf Dinge und Ereignisse ein – es »informiert« sie. Die unterschwellige »Formung« von Dingen und Ereignissen durch Wechselwirkung mit dem Vakuum ist die Ursache für das beobachtete Phänomen der In-formation.[37]

Wellenfunktionen breiten sich mit einer bestimmten Geschwindigkeit im Raum aus. Nun wissen wir aus vielen physikalischen und biologischen Befunden, dass sich Information viel schneller im gesamten Raum, also im ganzen Universum, ausbreitet, als es in reiner Lichtgeschwindigkeit möglich wäre. So reagieren z.B. experimentell erzeugte Zwillingselektronen ohne jede Zeitverzögerung unmittelbar synchron, aber in entgegengesetzter Weise, selbst wenn sie sich an den entferntesten Enden des Universums befinden[38], das heißt, sie transzendieren die Raum-Zeit-Dimension.[39] In der klassischen Physik ist die Lichtgeschwindigkeit die schnellstmögliche Geschwindigkeit überhaupt. Wie kann sich aber im Quantenfeld, das als leer gilt und deshalb als Vakuum bezeichnet wird, überhaupt In-formation ausbreiten?

Inzwischen weiß man, dass das Quantenvakuum keineswegs so leer ist, wie lange vermutet.[40] Das Quantenvakuum und damit das ganze Universum ist gefüllt mit Energie und In-formation. Aber nicht mit Energie oder Information im herkömmlichen Sinn, sondern das Quantenvakuum ist offenbar mit einem äußerst dichten supraflüssigen Medium angefüllt, in dem Informa-tion stattfindet.[41] Man hat z.B. für das Edelgas Helium zeigen können, dass es um den absoluten Temperaturnullpunkt herum (zwischen 270 und 274 Grad minus) in einen sehr dichten flüssigen Zustand übergeht, der so gut wie keinen Widerstand hat.[42] Es scheint ein gutes Modell für die Eigenschaften des Vakuummediums abzugeben.

Jedes Partikel (dekohärente Wellen) im Universum kann aufgrund magnetischer Spin-Eigenschaften kleinste Magnetfelder wie Miniwirbel verursachen, die quasi Wellen und Spuren im Vakuummedium hinterlassen. Mehrere Teilchen verursachen entsprechend viele Wirbel, die, wenn sie aufeinandertreffen, zu Interferenz führen. Sie löschen sich dabei nicht aus, sondern integrieren die gemeinsame In-formation. Da die Ausbreitungsgeschwindigkeit im reibungsfreien Medium quasi unendlich schnell ist, verbreitet sich die In-formation sofort im ganzen Raum. Man diskutiert heute, dass Torsionswellen für die Geschwindigkeit verantwortlich sind, die sich um ein milliardenfaches schneller als Lichtgeschwindigkeit ausbreiten.[43]

Die Wechselwirkung von Teilchen wird also dem gesamten Universum, dem gesamten Raum unmittelbar mitgeteilt. Wir haben einen total in-formierten Raum. Jede Wechselwirkung hinterlässt ihre Spuren, die wie ein Gedächtnis bestehen bleiben. Wie wenn auf dem Meer Schiffe kreuzen, deren Wellen Muster auf der Wasseroberfläche erzeugen, die noch einige Zeit bestehen bleiben. Nur im Vakuummedium ohne Reibung werden diese Spuren nicht gelöscht. Der ganze Kosmos ist voll sich selbsterinnernder Spuren.

Die Wechselwirkung der Teilchen, deren Spuren sich unmittelbar überall ausbreiten, hat Folgen für andere Teilchen und Wellen. Die Wechselwirkung selbst ist In-formation – sie informiert Materie, das heißt, sie beeinflusst Struktur, Gestalt und Form gleichzeitig an anderen weit entfernten Orten. Das ist nicht Information im herkömmlichen Sinne, sondern Information formiert Gestalt und Form.

Das vermag viele Phänomene der Fernwirkung von Heilung oder auch der bewusstseinsmäßigen Beeinflussung von Materie zu erklären, z.B. auch im Heilungsprozess Veränderungen und Umstrukturierungen in den physischen, psychischen und mentalen Aspekten des Menschen.

Fragen zu einem neuen Paradigma in der Medizin

Die Medizin der Zukunft wird ihre vorwiegend stofflich-materielle Orientierung und die Trennung von Geist und Materie zugunsten einer ganzheitlichen Feld- und In-formationstheorie, die die Ebene der Materie mit einschließt, aufgeben müssen. Viele bisher nicht erklärbare Phänomene der Medizin wie Fragen der sensitiven Diagnostik, der Fernheilung und ganzheitlicher Heilungsprozesse können im neuen Paradigma ohne weiteres erklärt und integriert werden, ohne die bisherigen Erkenntnisse über Bord werfen zu müssen. Dazu muss sich die Medizin einem neuen Begriff von Realität öffnen, der weit über Materie und Geist hinausreicht.

Mit der Relativierung des Materiebegriffs und des alten atomistischen Weltbildes durch die moderne Physik befindet sich die Menschheit inmitten eines erkenntnistheoretischen Paradigmenwechsels. Die quantentheoretischen Erkenntnisse gelten nicht nur in der Physik, sondern ebenso in der Medizin mit ihren Vorstellungen über die Bausteine des menschlichen Lebens. Damit werden sie eine umwälzende Änderung in der medizinischen Sichtweise einleiten.

Die materiell-mechanistische Denkweise der konventionellen Medizin, deren grundlegende Realität der aus Atomen und Molekülen aufgebaute Körper des Menschen darstellt, wird sich einer die engen Grenzen der Materie sprengenden neuen Sicht von Realität öffnen müssen: dem offenen, heilenden Feld als letztendlich wirkendem Hintergrund der Arzt-Patienten-Begegnung, in dem Heilung geschieht und nicht gemacht wird. Diese veränderte Sichtweise der Realität schließt jede Form von Medizin und Methoden ein, jede Art der persönlichen heilsamen Beziehung und Haltung, die in und aus einem Feld unpersönlicher allumfassender Liebe schwingt.

Was ist Realität?

»Ich glaube nur das, was ich sehe«, ist ein oft zitierter Satz. Nur das, was man sehen kann, ist wirklich, ist Realität. Aber nicht alles, was zählt, lässt sich zählen. Der gewohnte Blick auf die Wirklichkeit bezieht sich in erster Linie auf die Erscheinungswelt der materiellen Form und Gestalt. Demgegenüber stehen die Erkenntnisse der modernen Physik, die uns nahelegen, dass es im herkömmlichen Sinn gar keine Materie gibt, sondern nur ein Quantenfeld, das als ein Meer von Möglichkeiten unendlich viele In-formationen enthält. Ist die Wirklichkeit nun Materie, die man sehen kann, oder ein Quantenvakuum, das man nicht mit den Sinnen erfahren, dessen Existenz aber aufgrund klarer physikalischer Indizien nicht länger ignoriert werden kann? Gehört die Existenz eines solchen leeren Raumes – in den Worten der Physik: des Quantenvakuums – nicht sogar zu einer der tiefsten spirituellen Menschheitserfahrungen überhaupt?

Eigentlich müsste der oben aufgeführte Satz umgekehrt lauten: »Ich sehe nur, was ich glaube.« Der menschliche Verstand ist konditioniert und funktioniert selektiv. Er lässt nur zu, was im Abgleich mit seinen Werten und Konzepten kompatibel erscheint. Dabei ist das, was wir mit unseren Sinnen erfahren können, sehr eingeschränkt. Unsere fünf Sinne – Sehen, Hören, Riechen, Schmecken und Tasten – können nur einen Bruchteil der Wirklichkeit unseres Universums abbilden.

Die Wirklichkeit unserer Sinneserfahrungen hängt von ihrer Resonanz mit den Erscheinungsformen der uns umgebenden Welt ab. So können Menschen nur das sehen, was innerhalb des für das menschliche Auge sichtbaren Frequenzspektrums liegt. Die Honigbiene kann beispielsweise Licht, wie wir es sehen, nicht erkennen. Aber ihre Augen sehen im ultravioletten Bereich.

Wenn die Biene auf eine Blume zufliegt, dann sieht sie nicht die Blume, sondern sie nimmt nur den Nektar wahr. Eine Schlange würde von derselben Blume nur die infrarote Strahlung sehen können und eine Fledermaus nur das Ultraschall-Echo wahrnehmen. Jedes dieser Tiere hat eine völlig andere Wahrnehmung der Wirklichkeit. Jede Wahrnehmung zeigt nur Fragmente einer größeren Wirklichkeit, aber auch die Summe dieser Fragmente ist noch weit von der ganzen, grundlegenden Wirklichkeit entfernt.

Das drückt sich bildhaft in der uralten Parabel vom Elefanten aus: Mit verbundenen Augen versuchen die Menschen die Wirklichkeit zu erfahren, die in diesem Fall ein Elefant ist. Der eine berührt den Rüssel und denkt: Ah, ein Elefant scheint ein dickes, biegsames Rohr zu sein. Der Nächste bekommt ein Bein zu fassen und schließt daraus: Ah, der Elefant ist so etwas wie ein dicker Baumstamm. Wieder ein anderer greift nach dem Schwanz und meint, ein Elefant sei eher ein dickes, langes Seil, und noch einer erwischt ein Ohr und denkt, ein Elefant sei offenbar wie ein dünnes Blatt Papier.

Jeder hat ein Stück des Elefanten erfahren und hält es für das Ganze. Die Parabel will zeigen, wie blind wir sind, wenn wir uns nur auf unsere begrenzten Sinneserfahrungen verlassen. Die Wirklichkeit ist weit umfassender und nicht begrenzt auf ein Ding. Auch das Quantenfeld ist nicht die ganze Wirklichkeit, sondern nur ein hilfreiches Modell, etwas von unserer grundlegenden Existenz und dem grundlegenden Strom des Lebens zu begreifen. Aber es ist ein Modell, und ein Modell ist niemals die Wirklichkeit. Die letztendliche Wirklichkeit wird immer ein Geheimnis bleiben.

Vom leeren Blatt zur Konditionierung

Wir sehen, was wir glauben. Wir Menschen laufen gewöhnlich mit Scheuklappen durch die Welt. Alles, was rechts und links des Weges liegt, sehen wir nicht. Die Scheuklappen sind eine Metapher für die Konditionierungen, die unser Denken und unsere Wahrnehmungen im Laufe des Lebens formen und verformen. Wenn der Mensch geboren wird, ist er wie ein leeres Blatt Papier, auf das der Stift des Lebens seine Geschichte zu schreiben beginnt. Die primäre Wahrnehmung ist noch nicht eingeschränkt. Sie ist natürlich und ganzheitlich.

Das neugeborene Kind hat noch kein Bewusstsein seiner selbst. Es ist einfach. Seine Welt ist eins mit allem. Eins mit der Mutter, eins mit dem Kosmos, eins mit dem Leben. Da gibt es noch keine Trennung, noch kein Ich und Du, noch keine Wertung oder Beurteilung. Alles Erleben geschieht in einer ursprünglichen und unmittelbaren Wahrnehmung dessen, was ist. Dieses Bewusstsein der Einheit und Ganzheit ist undifferenziert, hat keine Vergangenheit und keine Zukunft. Es ist ausschließlich und direkt im gegenwärtigen Augenblick verankert. Es existiert nicht außerhalb der Gegenwart. Da zu diesem Zeitpunkt des Lebens noch keine Selbstreflexion möglich ist, bleibt diese präsente, direkte und ungefilterte Wahrnehmung unbewusst. Das Neugeborene weiß davon nichts, es ist es einfach.

Erst allmählich entwickeln wir eine Wahrnehmung der uns umgebenden Welt. Ein Säugling »weiß«, wann er Hunger hat, wann er nass in den Windeln liegt und wann er die nährende Wärme der Mutter braucht. Er schreit, wenn seine Bedürfnisse unerfüllt bleiben. Bald darauf entwickelt er eine Wahrnehmung für die Mutter, dann für den Vater, die anderen Familienmitglieder, das eigene Bett, das Zimmer, die Wohnung usw. Dies ist der Beginn eines dualen Bewusstseins. Aus dem undifferenzierten, unbewussten Einssein des Neugeborenen entsteht allmählich ein Bewusstsein vom anderen, von dem, was getrennt und außerhalb von ihm existiert.

Es ist jener bedeutende Schritt in der Evolution des Menschen, der interessanter- und unglücklicherweise in der Bibel als Sündenfall und Vertreibung aus dem Paradies beschrieben wird. Wenn die Schlange – das Symboltier für Weisheit und

Lebenskraft – Eva dazu bringt, die Früchte vom Baum der Erkenntnis zu pflücken und sie mit Adam zu essen, dann wird damit symbolisch jener Bewusstseinsschritt der Menschheit beschrieben, bei dem der Mensch beginnt, sich seiner selbst bewusst zu werden. »Sie erkannten, dass sie nackt waren.« Die Vertreibung aus dem Paradies schildert mit anderen Worten, wie der Mensch aus dem Zustand unbewusster Einheit in die bewusste Wahrnehmung seiner selbst und der Welt gelangte. Das ist der Beginn des dualen Verstandesbewusstseins, der Beginn des selbstreflektierenden Menschen, der Beginn jeder intelligenten Evolution, der Beginn menschlichen geistigen Voranschreitens. Eva ist alles andere als eine Erbsünderin, sie ist in Wahrheit der weibliche Aspekt menschlichen Bewusstseins, der Selbstreflexion überhaupt erst möglich gemacht hat.

Das selbstreflektierende bewusste Ich entwickelt sich in den ersten Lebensjahren. Zunächst sprechen die kleinen Kinder noch in der dritten Person von sich: Martin hat Hunger. Oder: Angelika will nicht schlafen. Aber mit zwei, drei Jahren kommt das Wort »Ich« auf. Wir reden in der ersten Person von uns: Ich habe Hunger. Ich will noch nicht schlafen. Von diesem Zeitpunkt bis zu unserem Tode leben wir in dieser bewussten Wahrnehmung einer dualen Welt, was auch bedeutet, dass ich mich selbst als anders und getrennt vom Rest der Welt deute – die erste und bedeutendste Voraussetzung für das Gefühl von Einsamkeit und Isolation.

Die ursprüngliche Sensitivität des Menschen

Jede Erfahrung, die der Mensch im Laufe seines Lebens macht, prägt sein Bewusstsein und konditioniert ihn. Jede Erfahrung unterliegt unseren Bewertungsmaßstäben und wird in der Erinnerung hinterlegt. Erfahrungen führen zu einem entsprechenden Verhalten. Wir lernen, was richtig und falsch, was gut und schlecht ist, wie wir uns benehmen müssen, um unsere Wünsche und Bedürfnisse erfüllt zu bekommen usw. Wir lernen aber auch, was wir wahrnehmen dürfen. So sind z.B. kleine Kinder oft sensitiv und haben eine natürliche Gabe übersinnlicher Wahrnehmung. Sie erzählen von Wesen oder Begebenheiten, die unser Erwachsenenverstand nicht für möglich hält, oder von Begegnungen mit Engeln oder Verstorbenen. Gewöhnlich schreiben wir das der Phantasie unserer Kinder zu und behaupten, dass das gar nicht sein könne. Das führt die Kinder in einen großen Zwiespalt, und es verunsichert sie, wenn man ihnen sagt, dass ihre Wahrnehmung nicht stimme. Meist dauert es nicht lange, bis sie nicht mehr von diesen Dingen erzählen, und wenn die Verstandeskonditionierungen ausreichend greifen, dann hören diese »übersinnlichen« Wahrnehmungen auch auf. Aus seelischem Selbstschutz lernen wir als Kinder, solche Erfahrungen aus unserem Bewusstsein auszublenden. Was nicht sein darf, das kann nicht sein.

Der Neurophysiologe *Günter Haffelder* hat diese Fähigkeiten an sensitiven Menschen wie z.B. an hellsichtigen, telepathisch begabten oder die Zukunft vorhersehenden Menschen mit Fournier-Frequenz-Analysen des EEGs, das in der Schläfenregion abgeleitet wird, untersucht.[44] Die Verstandesaktivitäten des Tages zeigen sich im Gehirn z. B. in schnellen Beta-Wellen im EEG. Der Beta-Zustand hat eine Frequenz von 14 bis 30 Hz, der für logisches Denken, aktive Aufmerksamkeit, starke Konzentration, aber auch für Aggression, Stress und Frustration steht. Der Alpha-Wellenzustand schwingt langsamer in einer Frequenz von 8 bis 14 Hz. Hier entfalten sich entspannte Konzentration und ruhiges, gelassenes Denken. Die beiden Hirnhemisphären sind in diesem Zustand besonders gut verbunden. Er stellt eine Brücke zwischen Bewusstem und Unbewusstem dar. Der noch langsamere Theta-Wellenbereich zwischen 4 bis 8 Hz ist ein ruhiger Zustand, in dem Schlaf, Inspiration, Träume, Tagträume und Visualisation stattfinden. Der Delta-Wellenbereich hat eine Frequenz von 1 bis 4 Hz und steht für den traumlosen Tiefschlaf. Es ist ein Zustand, in dem auch tiefe Meditation oder Trance und Hypnose angesiedelt sind.

Haffelder konnte zeigen, dass Menschen mit sensitiven, »übersinnlichen« Begabungen stark im Theta- und Delta-Bereich wahrnehmen, also in einem Frequenzspektrum, das durch die Verstandesaktivitäten des Beta-Bereichs normalerweise völlig überlagert ist. Hier zeigt sich eine Parallele zu den Aussagen der alten Weisheitstraditionen: Eine tiefere, ganzheitliche Wahrnehmung sowie die Wahrnehmung der Einheit allen Seins wird durch den denkenden Verstand überlagert und ist deswegen erst in Gedankenstille zu erfahren. Die Fähigkeiten sensitiver Menschen und kleiner Kinder entspringen diesem noch ursprünglichen Zugang zur umfassenden, non-dualen, ungetrennten Welt. Sie erfahren und erleben Dinge, die der rational ausgerichtete Mensch nicht erklären kann, denn es ist gerade der Verstand, der die Erfahrung verhindert.

Der Verstand »sieht« immer nur die Abstraktion, nicht das, was ist

Wahrnehmung, Denken und Verhalten des Menschen unterliegen einer ständigen Konditionierung durch die ihn formenden Lebenserfahrungen. Je konditionierter wir werden, desto selektiver wird die Wahrnehmung. Das ist zum einen durchaus notwendig und ökonomisch, denn wir müssen mit der täglichen Flut von Eindrücken und Sinneserfahrungen sinnvoll umgehen, um nicht in ihr zu ertrinken. Wenn wir jedes Mal beim Anblick einer Blume die primäre ganzheitliche Erfahrung der Blume mit ihrem Aussehen, ihrer Form, Farbe, ihrem Duft, ihrer Einzigartigkeit, wie sie gerade jetzt in der Abendsonne reflektiert oder vielleicht gerade jetzt mit Tautropfen benetzt ist, machen würden, dann wäre damit ein großer Teil unserer Bewusstseinskapazität ausgefüllt und es gäbe nicht mehr viel Raum und Zeit für andere Eindrücke. Sieht man also das zweite Mal eine Blume, dann signalisiert der Verstand ein Wiedererkennen. Wir machen dann nicht mehr die unmittelbare Erfahrung der Blume, sondern rufen einfach das schon in uns vorhandene Bild der Blume ab. Die Information ist schnell verarbeitet, und wir können uns sofort wieder etwas Neuem zuwenden. Allerdings haben wir dann nicht die Blume selbst wahrgenommen, sondern nur eine Abstraktion der Blume. Vor unserem inneren Auge entsteht das Konzept Blume, das der Echtheit und Einzigartigkeit der tatsächlichen Blume entbehrt. Das nennt sich konzeptuelles Bewusstsein. Der größte Teil unserer Verstandeswahrnehmung geschieht auf diese Weise. Konzeptuelles Bewusstsein erkennt nur das, was es im Vorfeld durch Abstraktion selbst benannt hat. Alles andere wird nicht mehr erkannt. Nur das, was durch den Filter des konzeptuellen Bewusstseins dringt und bestätigt wird, wird als real anerkannt.

Wie sehr wir in der Abstraktion wahrnehmen, lässt sich ganz einfach feststellen. Man schaue z. B. einfach nur einen Apfel an und schließe gleich darauf die Augen. Meist hat man das Bild eines Apfels vor dem inneren Auge. Aber ist es wirklich der Apfel, den wir gesehen haben? Nun versuche man, sich mit geschlossenen Augen zu erinnern, wie er im Detail ausgesehen hat, welche Maserung, welche Form er hat, wie die Farbschattierungen genau sind, waren da Druckstellen und so weiter. Man kann das wiederholen, immer wieder kurz hinschauen und sich dann den Apfel vor dem inneren Auge vorstellen. Das ist für viele Menschen kaum zu schaffen, denn wir sehen nicht mehr ganzheitlich, so als ob wir ein Foto vom Apfel scannen würden, sondern wir denken den Apfel. Kinder haben noch eine ausgeprägte ursprüngliche Wahrnehmungsfähigkeit. Als ich einmal diese Übung machte, sagte die sechsjährige Tochter einer Freundin: »Was, das soll eine Übung sein? Das ist doch total einfach!«

Ein anderes eindrückliches Beispiel für konditionierte Wahrnehmung ist folgendes: In Indien werden junge Elefanten so trainiert, dass man sie mit schweren Eisenketten an den Füßen ankettet. Nach und nach ersetzt man die schweren Ketten durch immer dünnere, so dass die erwachsenen Elefanten schließlich nur noch mit einem dünnen Seil an einen Ast angebunden werden können. Sie reißen sich nicht los und laufen nicht weg, denn ihr gelerntes mentales Programm suggeriert ihnen, dass sie immer noch in Eisen gelegt wären und keine Chance hätten zu entkommen.

Die Abstraktion im Kopf zu haben, anstatt das Ding selbst zu sehen, führt zu selektiven Wahrnehmungen. Da diese von unseren Konditionierungen, Voreinstellungen und Glaubenssätzen abhängen, sehen wir immer mehr nur das, woran wir glauben. Dies bedeutet, dass auch unsere ärztlich-medizinische Realität, das, was wir für real und wahr halten, einem selbst erschaffenen, abstrakten Konzept entspricht. So geben wir als Ärzte und Ärztinnen durch unsere Ausbildung und unser gelerntes Wissen bestimmten Erkrankungen, Therapiemethoden oder nicht-konventionellen Sichtweisen kaum eine Chance. Unter Umständen wird einem homöopathischen Medikament keine Wirkung zuerkannt, weil man nur eine allopathisch funktionierende Medizin kennengelernt hat. Oder man hält die Akupunktur für unsinnig und wirkungslos, weil sie nicht in das Konzept einer materiell-mechanistischen Wissenschaft hineinpasst. Oder man stürzt sich auf die Behandlung von Risikofaktoren wie Cholesterin und Harnsäure im Glauben, dadurch den Patienten vor einem Herzinfarkt oder einem Schlaganfall zu bewahren, und übersieht dabei, dass ihn Stressfaktoren in Arbeit und Familie oder lieblose Lebensbedingungen viel mehr gefährden. Oder man hält eine Krebserkrankung oder bis vor kurzem noch Aids in jedem Fall für infaust und lebt in der Überzeugung – die auch subtil auf den Patienten übertragen wird –, dass dieser Mensch bald sterben wird. Alle unsere Überzeugungen und Konditionierungen wirken mehr oder weniger unbewusst auf unser Handeln und auf die heilenden oder Heilung verhindernden Beziehungen zu den kranken Menschen. Jede Botschaft ist eine In-formation, die dazu neigt, sich aus den Möglichkeiten des Quantenfeldes herauszukristallisieren und zu realisieren. Dies gilt für jede medizinische Intervention, denn wenn vorgefasste therapeutische

Meinungen und Konzepte, therapeutische Richtlinien und Standards, die das Bewusstseinsfeld von Arzt und Patient überlagern, ärztliches Denken und Handeln bestimmen, dann kann sich im heilenden Feld keine neue heilsame In-formtion konkretisieren, weil Diagnose und Therapie des Patienten oder der Patientin bereits durch unsere medizinischen Konzepte im Bewusstseinsfeld festgelegt sind.

Grundfelder des Menschen

Die meisten alten Kulturen gehen von der Einheit des Menschen und des Universums aus. Der Mensch war für sie nie einfach nur Materie. Auch gab es keine Trennung zwischen Körper und Geist. Entsprechend lässt sich der Mensch nach alter Tradition als Einheit von Körper, Geist[45], Seele[46] und GEIST beschreiben – GEIST im Sinne eines universellen Bewusstseins, eines intelligenten Prinzips, das hinter allen Erscheinungsformen wirkt. Darauf fußt auch der Kern der Philosophia perennis, der ewigen Philosophie, die die Essenz aller tradierten mystischen und philosophischen Erkenntnisse weltweit herauszufiltern sucht.[47]

Körper, Geist und Seele sind Grundfelder – Daseinsebenen des Menschen, die aus der Einheit allen Seins erscheinen.

Diese Beschreibung stellt in gewisser Weise den kleinsten gemeinsamen Nenner aller empirischen und philosophischen Erkenntnistheorien dar. In den verschiedenen Kulturen und Traditionen finden sich zum Teil wesentlich differenziertere Aussagen über die Strukturen und Daseinsebenen des menschlichen Individuums. Begriffe wie Ätherische Körper, Astralkörper, Manasische Körper oder Bhuddische Körper entstammen anderen Kulturen, anderen Denkweisen und auch anderen Zeiten. Heute müssen wir uns um eine zeitgemäße und unserem jetzigen Wissensstand entsprechende Ausdrucksweise bemühen, um uns verständlich zu machen und eine gemeinsame, unbelastete Sprache der modernen Erkenntnistheorie, der Wissenschaft und der Spiritualität zu entwickeln.

Die Daseinsebenen des Menschen beschreibe ich entsprechend der Sichtweise der modernen Physik und den Erkenntnissen über biologische Organisationsfelder nicht als Körper, sondern als Felder – Energiefelder mit In-formation. Dabei folge ich aber im Wesentlichen dem grundlegenden Konzept von Körper, Geist, Seele und GEIST:

- Physisches Feld, bestehend aus
  - physischem Körper und
  - physischem Bewusstseinsfeld
- Psychisches Feld, bestehend aus
  - emotionalem Bewusstseinsfeld und
  - mentalem Bewusstseinsfeld
- Transpersonales Feld

Diese Felder beziehen sich auf den individuellen Menschen, dessen Bewusstsein sich in den transpersonalen Raum weitet. Letztlich ist der Mensch Teil des Universums, dessen Ursprung im non-dualen Geheimnis der Einheit allen Lebens liegt. Hier, wo alle Worte fehlen, versuchen wir das Unsagbare auszudrücken mit dem Begriff der

- Nicht-Dualität.

Das physische Feld

Der physische Körper

Außenansicht des Menschen
Der physische Körper ist das, was wir sehen und berühren können. Die Außenansicht des Menschen mit Kopf, Armen, Beinen und Rumpf. Dazu gehören die körperlichen Funktionen wie Essen, Trinken, Verdauen, Ausscheiden, die Regulierung des Wärmehaushalts usw. Die Außenansicht bezieht sich auf die Materie des Körpers, auf seine Form und Gestalt. Auch wenn die Medizin längst *in* den Körper zu schauen gelernt hat, so ist das immer noch die Außenansicht, denn wir betrachten die Organe, Gewebe, Zellen und Moleküle jeweils in ihrer Form und Struktur von außen. Die moderne Medizin hat viele Fortschritte gemacht, den stofflichen Körper zu untersuchen und zu analysieren. Sie untersucht das Körperinnere mit Endoskopen, den Magen mit einem Gastroskop oder das Bauchinnere durch eine Bauchspiegelung. Es ist sogar möglich, endoskopisch zu operieren, was man als Schlüsselloch-Operation bezeichnet. Auch bildgebende Verfahren wie Röntgen, Ultraschall oder Magnetresonanz-Tomographie erlauben immer tiefere und detailliertere Aussagen über die körperliche Struktur im Inneren des Menschen und über strukturelle Krankheitszeichen. Dazu gesellen sich unter anderem Isotopen-Verfahren mit radioaktiven Substanzen, mikroskopische Techniken und die Elektronenmikroskopie in Diagnostik und Therapie des Körpers. Aber auch wenn wir die einzelne Zelle unter dem Mikroskop anschauen, ist das noch eine Außenansicht der stofflich-materiellen Ebene.

Der physische Körper wird der Materie entsprechend physikalisch, biochemisch-medikamentös, radiologisch oder chirurgisch behandelt. Stoff wird mit Stoff behandelt. Diagnostik und Therapie des physischen Körpers sind die Domäne der westlichen Schulmedizin.

In unserer westlichen Kultur sind wir es gewöhnt, uns mit dem Körper zu identifizieren. Wenn wir von unserem Körper reden, dann meinen wir normalerweise das, was wir im Spiegel sehen. Viele Menschen finden sich nicht schön, nicht attraktiv oder nicht liebenswert, weil ihr Körper nicht ihren Vorstellungen und Wünschen entspricht. Die Identifikation mit dem Körper bringt viel Leid – auch und gerade bei Krankheiten und Schmerzen. Wenn der Körper auf Dauer unter zermürbenden Schmerzen leidet und man mit der physischen Existenz vollkommen identifiziert ist, dann wird man selbst zum Schmerz. Da bleibt nicht mehr viel von einem übrig außer einem Schmerzkörper. Da gibt es keinen Lebensraum mehr, in dem kein Schmerz ist. Der Schmerz beginnt uns ganz zu dominieren. Er wird zum Hindernis des Lebens. Man wird zum Schmerz. Wenn es in einer solchen Situation gelingt, aus der Identifikation mit dem Körper herauszutreten, dann beginnt der Schmerz sich zu relativieren, verliert seine quälende Dominanz. Der Schmerz kann dann immer noch da sein, aber er bestimmt nicht mehr ausschließlich die Lebensqualität, wenn wir begreifen, dass wir weit mehr als nur der physische Körper sind. Jenseits des physischen Schmerzes lassen sich immer noch Freude, Lebendigkeit und auch eine den Schmerz transzendierende tiefe, innere Ganzheit und unverbrüchliches Heilsein erfahren.

Der gefühlte Körper

Das Beispiel des physischen Schmerzes führt in eine weitere Dimension des physischen Körpers – den fühlenden physischen Körper. Der Körper ist das Gefäß des Menschseins, in dem wir unsere Lebendigkeit, ja, das Leben überhaupt spüren. Nichts an ihm ist je falsch, kein Schmerz, keine Krankheit. Nicht selten ist es so, dass unser Körper mit Schmerz und Krankheit reagiert, um auf sich aufmerksam zu machen. Das geschieht z. B., wenn wir ihn zu lange vernachlässigen. Da tauchen dann Fragen auf: Wann und wie habe ich die Bedürfnisse meines Körpers vernachlässigt? Gab es da schon Vorboten, schon frühe Zeichen, mit denen er mir längst etwas hat mitteilen wollen? Habe ich vielleicht zu viel gearbeitet, habe ich mich überfordert, zu viel Verantwortung getragen, zu viel Last für andere übernommen? Solche Fragen gehören zu jeder ganzheitlichen Behandlung chronischer Schmerzen, in der es keineswegs nur um Medikamente gehen darf, sondern ebenso um Massagen, Thermalbäder, begleitende Gespräche, Neuraltherapie oder Akupunktur. Es gibt noch immer zu wenige in dieser Weise ganzheitlich arbeitende Schmerzzentren. Es gibt aber auch hervorzuhebende Ausnahmen wie z. B. die interdisziplinäre Schmerzambulanz des Klinikums der Universität München.[48] Ein schmerzkranker Patient braucht Therapeuten und Therapien, die einen Blick auf das Ganze haben – auf den Schmerz, die seelische Verfassung, die Beziehungen des Patienten und sein Umfeld. Die darauf achten, dass der Körper seine Energien wieder selbst neu finden und regulieren kann, damit der Mensch aus eigener Kraft und auf Dauer wieder gesund wird, anstatt nur den Schmerz medikamentös zu unterdrücken.

Die Sprache des inneren Körpers

Die Lebendigkeit des Körpers wieder wahrzunehmen kann der erste und entscheidende Schritt in einem Heilungsprozess sein. Die Sprache des inneren, gefühlten Körpers ist hörbar, wenn man sich ein wenig ungestörte Zeit nimmt, die Augen schließt – die Außenansicht wird ausgeblendet – und mit seiner Aufmerksamkeit nach innen geht. Dabei versucht man, sich im Sitzen oder Liegen möglichst zu entspannen, und beginnt eine Reise durch den Körper. Man spürt, wie sich die Füße anfühlen, ob sie warm oder kalt sind, spürt die Waden; spürt überall nach, ob die Muskeln entspannt und angespannt sind, ob irgendwo etwas zieht oder drückt oder ob sich der Körper wohlig anfühlt, man vielleicht Energie fließen spürt. Nach und nach geht die Reise durch den ganzen Körper. Das, was wir in jedem einzelnen Augenblick spüren, ist die Lebendigkeit im Inneren unseres physischen Körpers. Das ist die Lebensenergie, die den Körper durchströmt. Wir spüren das Energiefeld unseres Körpers, das unserem physischen Körper zugrunde liegt und dem wir unsere physische Existenz verdanken. Es ist, nur mit anderen Worten, dem Qi-Feld der chinesischen Medizin vergleichbar. Den inneren Körper zu spüren – hier nun wäre das etwas altmodisch klingende Wort Leib richtig, denn Leib beinhaltet den lebendigen, fühlenden Körper, nicht nur die materielle Hülle – lässt uns unsere physische Dimension als eine Ebene des Bewusstseins erleben.

Sehen wir unseren Körper nicht nur von außen, sondern erfahren seine Lebendigkeit, dann spüren wir auch, was er braucht. Der Körper hat bestimmte vitale Bedürfnisse, die erfüllt werden wollen, damit er gesund und unbeschadet als Gefäß des irdischen Lebens dienen kann. Die Bedürfnisse des Körpers sind einfach und banal, und dennoch werden sie allzu oft übersehen und übergangen, wenn wir ihm zu wenig Beachtung schenken und ihn nur als Diener sehen, der immer funktionieren soll, um den wir uns aber nicht recht kümmern wollen. Dabei signalisiert der Körper deutlich, was er braucht: z. B. Bewegung, gute und maßvolle Ernährung, Berührung, Pflege und ausreichende Kleidung. Der Körper braucht neben Herausforderung auch Ruhezeiten und ausreichend Schlaf.

Wenn wir uns angesichts dieser grundlegenden körperlichen Bedürfnisse in aller Wahrhaftigkeit fragen, wie weit wir ihnen tatsächlich gerecht werden, dann werden wir vielleicht etwas still werden. Meist wissen wir nämlich recht gut, was wir bräuchten, nur dass es gerade jetzt nicht so richtig passt. Lassen wir aber unseren Körper zu lang warten, dann zieht er unter Umständen die Notbremse und macht mit Schmerzen oder Krankheit auf sich aufmerksam.

Nicht selten wird der Geist höher bewertet als der Körper. Auch das kann zur Vernachlässigung des Körpers führen, indem man sich nicht richtig ernährt und kleidet, den Körper nicht pflegt, ihm zu wenig Beachtung schenkt und nicht auf seine Signale und Nöte achtet. Eine asketische Lebensweise kann eine Form körperlicher Missachtung nach sich ziehen. Menschen, die nach geistiger Erleuchtung streben, haben manchmal die Neigung, ihren Körper zu vernachlässigen. Sie übersehen dabei, dass auch Erleuchtung integriert werden will, damit sie das ganz normale Leben durchdringt. Dann trägt sie zu mehr Liebe und Achtung, mehr Fürsorge, Teilhabe und Gerechtigkeit bei. Sie richtet den Blick auf das Gemeinwohl – auf das Wohl der Umwelt und jedes Lebewesens dieser Welt.

Wie beständig und fest ist der Körper wirklich?

Wie fest und solid ist eigentlich der Körper? Gemeinhin gehen wir von seiner Solidität und Festigkeit aus, bauen auf seine unleugbare handfeste Existenz. Der Körper ist für uns eine objektive Tatsache, auf die wir uns verlassen wollen und mit der wir uns identifizieren können. Wegen dieser Identifikation mit dem Körper nehmen wir unwillkürlich an, dass die Ursachen körperlicher Symptome auch in ihm selbst liegen müssen.

Der Mensch ist aber weit mehr als sein Körper – das Ich ist viel umfassender. Jeder Mensch weiß von der Vergänglichkeit und Sterblichkeit des physischen Körpers, und dennoch sind viele von einem Leben nach dem physischen Tod überzeugt. Was für ein Ich ist das, das dann weiterexistiert? Es kann jedenfalls nicht mit dem Körper gleichgesetzt werden. Das zeigen ganz einfache Beispiele: Wenn jemand keinen Blinddarm mehr hat, einer Frau die Gebärmutter entfernt wurde oder jemand durch einen Unfall ein Bein verloren hat, um wie viel weniger ist dadurch sein oder ihr Ich? Der Selbstwert und das Befinden können sich durch den Verlust eines Körperteils verändern, aber wird dadurch das Gefühl der Identität, das Ich-Gefühl, geschmälert?

Die Wissenschaft hat in diesem Zusammenhang sehr aufschlussreiche Erkenntnisse zur Frage der Solidität und Dauerhaftigkeit des Körpers gewonnen. Wir wissen heute, dass sich der gesamte Körper innerhalb eines Jahres fast komplett erneuert. Alle Atome, Moleküle und Körperzellen werden innerhalb bestimmter Zeiträume vollständig ausgetauscht. So erneuern sich die Magenwände binnen fünf Wochen, wir haben alle sechs Wochen eine neue Leber, alle drei Monate eine neue Haut. Selbst die Nerven- und Hirnzellen, von denen man bis vor kurzem noch überzeugt war, dass sie sich nicht regenerieren können, sind fast vollständig in einem Jahr ausgetauscht. Sogar das gesamte Erbgut in Form der DNA, von der wir bisher immer annahmen, sie müsse als genetische Grundlage der physischen, mentalen und emotionalen Natur des Menschen, teils auch als genetischer Prädispositionsfaktor für Erbkrankheiten unveränderlich sein, ist in sechs Wochen komplett erneuert.

Wenn innerhalb eines Jahres der gesamte Körper einschließlich des Erbguts ausgetauscht ist, womit identifiziere ich mich dann eigentlich, wenn dieses Körper-Ich nach einem Jahr ein völlig anderes ist? Ich bin nicht mehr der- oder dieselbe wie vor einem Jahr.

In diesem Licht erscheint es als ein mühsames und frustrierendes Unterfangen, die Krankheiten des Körpers über den Körper zu behandeln und gleichzeitig vor der Tatsache zu stehen, dass er sich ständig in eigener Regie selbst reproduziert. Warum reproduziert der Körper dann z.B. die physische Krankheit immer wieder, wenn doch die Zellen und Moleküle immer wieder ausgewechselt werden? Wer oder was lässt die physische Struktur immer wieder in derselben Weise regenerieren? Diese Vorgänge lassen sich heute durch die Theorie der Quantenfelder erklären, in denen entsprechende In-formationen dekohärent werden und den stofflichen Körper immer wieder neu formen. Das Quantenfeld des Körpers ist voll intelligenter Informtionen, die unter anderem Bauplan und Ausformung des physischen Körpers enthalten, wonach sich fortwährend alle materiellen Bausteine von neuem realisieren.

Die DNA-Moleküle sind so gesehen auch nur kondensierte, dekohärente In-formationen im Quantenfeld. Damit ist die DNA kein »Ding«, sondern das Leben selbst in Form eines in-formierten Vakuumfeldes, oder mit anderen Worten ausgedrückt, in Form eines abstrakten Bewusstseinsfeldes. Nicht die DNA formt einen physischen Körper, sondern Bewusstseinsimpulse scheinen die DNA und den physischen Körper zu bilden.

Das physische Bewusstseinsfeld

Das physische Bewusstseinsfeld (synonym als ätherischer Körper bezeichnet) ist ein feinstoffliches Energiefeld, das den physischen Körper durch seine schöpferische Potenz kreiert. Der physische Körper und das physische Bewusstseinsfeld sind nicht voneinander getrennt und existieren gegenseitig durchdrungen, was aufgrund der Feldeigenschaft möglich ist. Zwei feste Körper können nicht zur gleichen Zeit den gleichen Raum teilen. Das physische Bewusstseinsfeld kann aufgrund seiner Feldeigenschaften den festen Körper durchdringen.

In diesem Feld existiert eine Fülle von In-formationen, die die physische Struktur, die biophysikalischen und biochemischen Reaktionen und die physiologischen Funktionen generiert und unterhält. Ohne dieses Körperbewusstseinsfeld ließe sich nicht erklären, wie und woher der Körper überhaupt wissen kann, wie er sich strukturieren und differenzieren muss, welche Funktionen er ausüben und welche Strukturen welche Funktionen wahrnehmen sollen.

Auf der strukturellen Ebene ist diese In-formation in der DNA gespeichert. Jede unserer Zellen besitzt im Zellkern denselben Satz von Erbinformationen in Form derselben DNA. Damit ist jede Zelle im Ursprung omnipotent. Diese omnipotenten Zellen, die Urzellen, aus denen jede Zellart des menschlichen Körpers entstehen kann, werden als Stammzellen bezeichnet. Sie werden in der heutigen gentechnischen Medizin als Ausgangsmaterial im Labor benutzt, um gentechnisch Medikamente oder neue Gewebe herzustellen oder um Pflanzen und Tiere zu klonen, das heißt, genetisch zu duplizieren.

Aus diesen Stammzellen entwickelt der Organismus jede spezialisierte Zellart des Körpers. Er bildet Magenschleimhautzellen, Hirnzellen, Herzmuskelzellen, Zellen der Bauchspeicheldrüse, Bindegewebszellen, Immunzellen, Hautzellen usw. Jede dieser Zellen trägt dieselben genetischen In-formationen in Form derselben DNA. Wie aber können die Zellen wissen, dass sie aus dem gesamten genetischen Potenzial nur einen speziellen Teil realisieren sollen, woher weiß die Magenschleimhautzelle, dass sie eine Magenschleimhautzelle sein soll, und woher weiß sie, dass sie sich an einem bestimmten Ort zu bilden hat, nämlich im Magen und nicht etwa im Gehirn? Woher wissen unsere Zellen, wie sie die Form der Organe bilden sollen und wie sie unsere äußere Form realisieren? Woher weiß unser Körper, wo seine äußeren Grenzen sind und dass er sich nur innerhalb dieser Begrenzung ausbildet? Das kann nicht mit der DNA erklärt werden, denn die ist in allen Zellen gleich.

Wir müssen hier von einem übergeordneten, intelligenten Organisationsfeld ausgehen, das dafür sorgt, dass jede einzelne Zelle weiß, in was sie sich differenzieren soll, an welchem Ort sie das zu tun hat, wie sie mit anderen Zellverbänden kommuniziert und sich austauscht, um zusammen eine gemeinsame Organstruktur und die äußere Form des gesamten Organismus zu bilden.

Der Biologe *Rupert Sheldrake* spricht von morphogenetischen Feldern, Energie- und In-formationsfeldern, die diese Aufgaben erfüllen.[49] Ihnen ist es zu verdanken, dass z.B. der durch einen Unfall abgetrennte Finger weiß, wie er nach der Operation wieder zusammenzuwachsen hat. Allein die Kunstfertigkeit des Chirurgen erklärt noch nicht den Heilungsprozess. Denn er kann nicht alle durchtrennten Blutgefäße wieder verbinden und alle Nervenenden zusammennähen. Er sorgt dafür, dass sie anatomisch in der richtigen Position liegen. Aber dass die Gewebe sich wiederherstellen, dass Gefäße zu Gefäßen und Nerven zu Nerven zusammenwachsen, das macht der Körper selbst – seine Intelligenz.

Wenn wir uns verletzen, wird sofort eine Vielzahl körperlicher Reaktionen in Gang gebracht, um die Verletzung wieder zu heilen. Entzündungszellen rücken an, chemische Substanzen werden ausgeschüttet, Bindegewebszellen wandern ein, Immunzellen gehen ins Wundgebiet, um Krankheitskeime in der offenen Wunde abzuwehren usw. Das sind komplexe Vorgänge, die man heute auf der strukturellen, biophysikalischen und biochemischen Ebene sehr gut erforscht hat und nachvollziehen kann, für deren intelligentes Zusammenwirken wir aber keine ausreichenden Erklärungen auf der Ebene der Struktur finden. Offensichtlich müssen wir auch hier von einem übergeordneten intelligenten Organisationsprinzip ausgehen, das dem physischen Bewusstseinsfeld entspricht.

Es gibt Menschen, die Aspekte dieses physischen Feldes sehen können, da Quantenenergiefelder auch mit elektromagnetischer Strahlung und damit auch mit Photonenstrahlung einhergehen. So ist die menschliche Aura ein für sensitive Menschen sichtbares elektromagnetisches Feld. Die Wellenlängen sind hochfrequent und liegen zwischen 300 und 2000 nm. Aurasichtige Menschen können in einem abgeschwächten elektromagnetischen Umfeld z.B. Lichtströme im menschlichen

Körper wahrnehmen, die wie ein Fischernetz den ganzen Körper durchziehen. Besonders im Bereich des Bindegewebes bildet sich ein solches Licht-Kanalsystem.[50]

Das Bewusstsein des Menschen kreiert den Körper
Im Bewusstseinsfeld sind alle In-formationen gespeichert – für die Zellen der Magenwand, die Hirnzellen, die DNA usw. Die physische Realisation findet durch Interferenz mit unserem eigenen Bewusstsein statt. Unsere subjektive Wahrnehmung oder ein Gedanke führt zur Interferenz mit den kohärenten Wellen im Quantenfeld, wodurch es durch Dekohärenz der In-formation zur materiellen Konkretisierung kommt. Es ist das eigene Bewusstsein, das den physischen Körper in der Erscheinungsform, wie wir ihn wahrnehmen, kreiert.

Unsere Sinnesorgane, die Fähigkeiten zu sehen, zu hören, zu riechen, zu schmecken und zu tasten, interpretieren die Wellen-In-formationen, die im Feld durch unser Bewusstsein verdichtet und konkretisiert werden. Sie machen aus ihnen ein Abbild, das unserer sinnlichen Wahrnehmung entspricht.

Die jenseits der physischen Welt befindliche Wirklichkeit gleicht mehr einem Quantenmedium, dessen In-formationen das menschliche Bewusstsein in eine sinnlich erfahrbare Welt übersetzt – wie ein Computer, der einen binären Code als Bilder und logische Zusammenhänge auf dem Bildschirm sichtbar macht.

Und welch wunderbare Welt entfaltet sich aus dieser Quantensuppe durch und in unserem Bewusstsein! Eine Welt unermesslicher Schönheit und Vielfalt, betörender Gesänge, Gestalt und Form wie aus der Tiefe gemalter Bilder, Lebendigkeit, Beziehungen, Menschsein, Liebe ...

In-formationsmatrix für Gesundheit und Krankheit

Wenn das menschliche Bewusstsein den physischen Körper entsprechend der erinnerten In-formation im Bewusstseinsfeld jeden Augenblick von neuem kreiert, dann stellt sich die Frage, warum es auch Krankheiten immer wieder reproduziert. Können wir diese Frage beantworten, dann sollten wir einen grundlegenden Schlüssel zur Heilung von Krankheiten in der Hand halten. Jedes Ereignis im Universum hinterlässt Spuren. Im Quantenmedium wird alles gespeichert, was je war, ist und sein wird. Jedes Ereignis führt durch seine Konkretisierung im Quantenfeld zu einer bestimmten Manifestation von Form und Gestalt, durch die es zu Masseteilchen und Anziehungskräften zwischen den Teilchen kommt. Die daraus im Quantenfeld resultierenden elektromagnetischen Felder führen zu lokalen Wirbelbildungen im Quantenmedium, die sich wie Wellen im Wasser ausbreiten. Wo sie auf andere Wellen treffen, integrieren sie die gemeinsamen Informationen ineinander, so dass nichts von den primären In-formationen verlorengeht. Da das Quantenmedium widerstandsfrei ist, bleiben alle Ereignisse, alle In-formationen erhalten und breiten sich sofort im gesamten Universum aus. Jeder Winkel des Universums weiß von jedem Ereignis.

Krankheiten können aus unterschiedlichsten Gründen auftreten, wobei die beteiligten physikalischen, emotionalen oder mentalen Krankheitsfaktoren In-formationen im menschlichen Bewusstseinsfeld darstellen, die zur konkreten Realisation der Krankheit führen. Die Manifestation der Krankheit selbst verändert wiederum das Bewusstseinsfeld, hinterlässt quasi Erinnerungsspuren, die wie in einem Teufelskreis die Reproduktion des krankhaften Prozesses unterhalten. So reproduziert das physische Bewusstseinsfeld aufgrund der Erinnerung der krankhaften Information die Krankheit, das kranke Gewebe stets von neuem. Das geschieht völlig unabhängig davon, ob unser Verstand davon weiß oder nicht. Wissen wir aber, dass wir krank sind, sind wir über Verlauf und Prognose unserer Krankheit informiert, verursacht das bereits Ängste, Leiden und Konflikte, dann können sich die Krankheitsin-formationen unbewusst im Feld verstärken und die weitere Krankheitsentwicklung fördern.

Anders ausgedrückt: Der eigene »Gedanke«, krank zu sein, kann dazu beitragen, die Krankheit zu unterhalten. Gedanke ist hier im Sinne einer prägenden In-formation des Bewusstseins zu verstehen, die in der Regel unbewusst ist und mehr einer Haltung und einer tieferen, in Fleisch und Blut übergegangenen Überzeugung entspricht. Die »Gedanken« der Ärzte über die Schwere und das Ausmaß einer Krankheit, ob sie geäußert werden oder nicht, reproduzieren auch die Krankheit. Es ist in gewisser Weise das eigene Bewusstsein, das aus dem Meer der Möglichkeiten immer wieder die »kranke« In-formation abruft und jede Vorstellungskraft über den gesunden Zustand verliert.

Wenn das physische Bewusstseinsfeld die Matrix für die sich ununterbrochen wiederholende Reproduktion des Körpers darstellt, dann kann man sich vorstellen, welche Möglichkeiten zur Heilung in dieser Erkenntnis liegen. Die körperlichen Strukturen werden immer wieder entsprechend den Erinnerungen – jedes stattgefundene Ereignis wird im physischen Feld gespeichert – neu geschaffen. Ist jemand aus bestimmten Gründen krank geworden, dann existiert im Energiefeld die In-formation krank. Diese In-formation, die die vorherige In-formation »gesund« überdecken kann, prägt ein neues physisches Reproduktionsmuster. Die In-formation im physischen Bewusst-seinsfeld lautet jetzt, das kranke System zu reproduzieren. Das kann der Beginn einer chronischen Krankheit sein.

Die Verfestigung und Chronifizierung einer Krankheit wird maßgeblich auch durch das mentale Bewusstseinsfeld mit beeinflusst und gefördert. Lauten dessen In-formationen »krank«, wird auch das auf der Ebene des physischen Feldes »gehört« und die Reproduktion der Krankheit nimmt verstärkt ihren Lauf.

Enthält umgekehrt das mentale Bewusstsein In-formationen mit gesunden Vorzeichen, dann kann das im physischen Feld mit der Bildung gesunder Zellen und Gewebe beantwortet werden. Diese Umpolung kann das Resultat einer tiefgreifen-den Änderung der inneren Einstellung und Überzeugung, wie-der gesund zu werden, sein und ändert nachhaltig die bisheri-ge Krankengeschichte in eine Heilungsgeschichte.

Diese neue Geschichte kann damit beginnen, dass man von einem anderen Patienten mit derselben Krankheit erfahren hat, der geheilt wurde, oder weil man von einem neuen Arzt mit einer erfolgversprechenden Methode gehört hat. Entschei-dend ist, dass die alte »kranke« In-formation von der neuen »gesunden« überschrieben wird, damit sie sich aus dem Meer der Möglichkeiten konkretisieren kann. Die Änderung des Krankheitsverlaufs geschieht dabei in einem einzigen Moment. Es ist wie das Stellen einer Weiche.

Auf diese Weise haben unsere medizinischen und kulturellen Einstellungen und Konditionierungen erhebliche Auswirkun-gen auf die Entwicklung von Krankheit und Heilung.

Die Reproduktion von Krankheit oder Heilung durch unsere unbewussten Einstellungen kommt nicht so sehr aus dem

Reich der Gedanken als vielmehr aus einem tieferen Bewusstseinsbereich, der umso machtvoller an die sich reproduzierenden strukturellen In-formationen des physischen Bewusstseinsfeldes andockt. Deswegen funktioniert es nicht, sich einfach gesund zu denken. Das liegt nicht in unserer Macht. Dennoch kann die Änderung der Einstellung ein erster wichtiger Schritt in Richtung Gesundheit und Heilung sein.

Aber selbst die tiefste Grundüberzeugung, wieder gesund zu werden, selbst die Mobilisation aller Heilkräfte des Organismus ist und kann niemals ein Garant für einen Heilungsprozess sein. Niemand kann das bewirken, auch kein Arzt. Es wäre in der Tat zynisch, jemandem mit einer fortgeschrittenen tödlichen Krankheit zu sagen: »Du brauchst nur deine Einstellung zu ändern. Gib den Gedanken um die Krankheit nicht so viel Raum, und alles wird wieder gut.« Wovon ich hier spreche hat nichts mit »positivem Denken« zu tun in dem Sinn, dass wir das »Negative« oder das Kranke ignorieren und wegschieben. Denn das Ignorieren dessen, was ist, muss unweigerlich zu einer kraftraubenden psychischen Zerreißprobe führen. So müssen wir uns, wenn absehbar ist, dass wir nicht mehr gesund werden können oder dass wir sterben werden, mit dieser Situation auseinandersetzen und sie letztlich auch annehmen, um zu innerem Frieden zu gelangen. Sich mit seinem Kranksein auszusöhnen ist ein wesentlicher Schritt, um zur Ganzheit zurückzufinden.

Da das physische Bewusstseinsfeld die Matrix des physischen Körpers ist, liegt in ihm ein großes Heilungspotenzial. Wenn sich im Sinne einer tiefgreifenden Heilarbeit die In-formation im physischen Feld auf gesunde Struktur umpolt, dann wird der physische Körper auch wieder gesundes Gewebe oder gesunde Organe bilden. Die neue heilsame In-formation konkretisiert sich nicht durch Gedankenkraft oder Willensanstrengung, sondern sie folgt allein der Einladung unseres Herzens, eingebettet in die Haltung: Möge der Wille der höchsten universellen Intelligenz geschehen. Denn jegliche Heilung, wie auch alles andere unter diesem Himmel, entfaltet sich aus dem namenlosen Geheimnis aller Schöpfung, jenseits des denkenden Verstandes – einem Raum des Formlosen, in dem alle Form als Möglichkeit existiert.

Das psychische Feld

Das emotionale Bewusstseinsfeld

Ein in bestimmten Traditionen gebrauchter Begriff für das emotionale Feld ist Astralfeld oder Astralkörper. Der materielle Körper und sein physisches Bewusstseinsfeld werden erweitert und durchdrungen vom Bewusstseinsfeld der Gefühle.
Zwei emotionale Felder können zur gleichen Zeit den gleichen Raum einnehmen, zwei Körper können das nicht. Fühlen zu können entspricht einer »höheren« Lebensform als Materie. Der physische Körper und das physische Feld sind die Merkmale der pflanzlichen, vegetativen und belebten Welt. Jedes lebende Wesen besitzt diese Organisationsebene. Wenn ein Wesen zu fühlen beginnt, dann ist das ein weiterer Bewusstseinsschritt.

Die Entstehung des emotionalen Bewusstseinsfeldes ist ein Evolutionsschritt von der vegetativen Pflanzenwelt zur Tierwelt. Es ist ein vorrationales, averbales Kommunikationsfeld, über das sich Mensch und Tier ohne Worte miteinander verständigen. Worte und Emotionalität stimmen nicht immer überein: Man hört den liebenswürdigsten Satz, aber gleichzeitig fährt einem ein eiskalter Schauer durch die Glieder. »Der Ton macht die Musik.«

Das emotionale Feld täuscht nicht. Spürt man die Unaufrichtigkeit einer verbalen Botschaft, dann ist sie auch nicht aufrichtig gemeint. Das emotionale Bewusstsein ist da recht zuverlässig. Dabei ist es hilfreich zu erkennen, in welchem Zusammenhang die Gefühle entstehen, um sich im Falle von Projektionen verantwortlich auf sie beziehen zu können. Das Gefühl ist zunächst nur ein Signal, der Verstand muss noch überprüfen, wohin das Gefühl ihn dann führen soll.

Signalwirkung der Gefühle

Gefühle erfüllen eine lebenswichtige Funktion. Das Verbannen von Gefühlen ist ein häufiger Grund für den Verlust von Lebensenergie und kann unmittelbar einen Anfang für Krankheit setzen. Oft sind es zunächst über längere Zeit einfach nur Störungen der Befindlichkeit wie Stress, Unzufriedenheit, Schlaflosigkeit, Energiemangel, Kopfschmerzen, Rückenschmerzen, Verdauungsprobleme und vieles andere, wenn aber die Grundproblematik anhält, dann werden aus diesen »harmlosen« Störungen über kurz oder lang ernsthafte, zuallermeist chronische Krankheiten.

Gefühle werden je nach Gesellschaft und Sozialisation bewertet. Gemeinhin werden Freude, Liebe und Glück als positive Werte betrachtet. Trauer und Angst dagegen werden oft als negativ angesehen, als Ausdruck von Schwäche empfunden und sind nicht gewollt. Wut steht in asiatischen Ländern und bei der älteren Generation des Westens unter einem kollektiven Verbot, anders als z. B. bei der »therapieerfahrenen« mittleren Generation und Teilen der Jugendkultur Europas und Nordamerikas. Die stärksten Wertungen kommen aus frühkindlichen Konditionierungen, die die Seele des Kindes prägen: Ich soll brav sein, also ist Wut schlecht. Ich soll nicht weinen, also ist Trauer schlecht. Ich soll immer tapfer und mutig sein, also ist Angst schlecht. Diese Wertungen sind nicht nur individuell, sondern sie sind als ein Gesellschaftsphänomen auch kollektiv.

Gefühle wie Wolken am Himmel

Gefühle tauchen auf, wenn eine Situation sie erfordert. Sie gehen, wenn die Situation wieder vorbei ist. Gefühle sollten also kommen und gehen dürfen. Das Kommen-Lassen macht den meisten Menschen wenig Probleme, wohl aber das Wieder-Gehen-Lassen: Wie sehr kann man noch tagelang über eine Bemerkung beleidigt sein, die einen gekränkt hat, obwohl der Anlass schon lange vorbei ist.

Die Chinesen sprechen in der Metapher vom Bambus über das Gefühlsleben: Es sollte sein wie ein Bambus im Wind. Geht der Wind in den Bambus, dann beugt er sich mit ihm bis zum Boden. Ist der Wind vorüber, steht er wieder gerade in seiner Mitte.

Übertragen auf das Gefühlsleben heißt das: Bläst uns ein Gefühlswind an, so gehen wir mit diesem Gefühl. Wir beugen uns, wenn wir das Gefühl erleben: Ich fühle meinen Ärger, fühle meine Trauer. Ist der Anlass dann vorüber, trübt kein Gefühl mehr unseren Seelenfrieden. Es ist wieder still in uns – wir sind in unserer Mitte.

Meistens reagieren wir nicht wie ein chinesischer Bambus, sondern mehr wie eine alte deutsche Eiche, die eher bricht, als dass sie sich dem Winde beugt. Die Ursachen dafür, dass wir so oft unsere Gefühle nicht wieder gehen lassen können, liegen in den Gedanken, die mit den Gefühlen verknüpft werden, in den anhaltenden Ressentiments und Vorurteilen, die oft ihren Ursprung in frühen Kernverletzungen des Ich haben und dann die emotionalen Reaktionen festschreiben und kultivieren.

Gerade unversöhnliche Gefühle rühren oft aus tiefen Verletzungen in der Kindheit her. Das kann die folgende Patientengeschichte illustrieren: Eine sechsundvierzigjährige Frau, von Beruf Keramikerin, kam mit schmerzhaften Schulter- und Nackenverspannungen, die mit Einschlafen und Taubheitsgefühl der Hände einhergingen, zu mir in die Praxis. Zunächst führten wir ihre Probleme auf ihre Überarbeitung zurück, denn im Sommer hatte sie für die verschiedenen Kunstmärkte und Verkaufsausstellungen sehr viel zu tun. Im ersten Gespräch erzählte sie, dass sie jetzt keine Angestellten habe. Auf mein Nachfragen erklärte sie, dass vor drei Jahren eine junge Frau ihre dreijährige Lehre bei ihr beendet habe. Sie wurde sehr zornig, während sie davon sprach. Die junge Frau hatte sich in ihren damaligen Mann verliebt, was er erwiderte. Die beiden betrogen sie hinter ihrem Rücken. Als sie etwas zu ahnen begann und die Auszubildende zur Rede stellte, stritt die alles ab. Erst an ihrem letzten Arbeitstag nach bestandener Prüfung schenkte sie ihrer Chefin reinen Wein ein. Diese war maßlos wütend und enttäuscht über den Vertrauensmissbrauch, was selbst jetzt noch – nach drei Jahren – deutlich spürbar war. Ich fragte sie, was es denn sei, das sie die Situation jetzt noch so lebendig fühlen ließe. Sie antwortete: »Ich kann nicht verzeihen, dass sie so über meine Person hinweggegangen ist, als wäre ich nicht existent.« Ihre noch immer heftige Reaktion brachte eine alte Kernverletzung des Ichs ans Tageslicht: In ihrem Elternhaus hatte sie Erfahrungen ganz existenziellen Übergangenseins machen müssen mit allen negativen Folgen für ihr Selbstwertgefühl und ihre Selbstliebe, vor allem aber mit einer tiefen Unsicherheit für ihre eigene Existenz. Wann immer in ihrem späteren Leben jemand sie überging und diese Wunde berührte, kam sie mit diesem existenziellen Trauma in Berührung.

Unser Gespräch und eine kleine Übung, sich selbst Lebensberechtigung zu geben (Arbeit mit dem inneren Kind), lösten ihre unnachgiebige Unversöhnlichkeit fast unmittelbar. Wenige Tage später sagte sie, sie habe innerlich ihren Frieden mit der Auszubildenden und ihrem ehemaligen Mann geschlossen. Ihre Verspannungen und ihr Schmerz lösten sich trotz anhaltend vieler Arbeit in der Töpferei bald auf.

Das emotionale Feld ist nicht nur mit dem physischen Körper und dem physischen Bewusstseinsfeld verbunden, sondern auch mit dem mentalen Bewusstseinsfeld. All diese Felder überlappen sich und sind miteinander verknüpft. Die Verbindung mit dem mentalen Bewusstseinsfeld ermöglicht es, sich die Gefühle bewusst zu machen und einen bewussten Umgang mit ihnen zu pflegen. Bewusstwerdung kann auf vielen Ebenen stattfinden und ist immer ein Ausdruck zunehmender Heilung. Heilung ist auch Bewusstwerden.

Wie emotionale Bewusstseinsfelder kommunizieren

Im emotionalen Bewusstseinsfeld wird die eigene Befindlichkeit gespürt und gegebenenfalls mit jemand anderem ausgetauscht. Im Feldgeschehen entspricht dies der zeitgleichen

Überlappung zweier emotionaler Felder. Sich gegenseitig zu spüren stellt eine Verbindung her. Man ist füreinander erreichbar. Wir teilen uns averbal mit, können uns mit jemandem gut oder aber angespannt und aggressiv fühlen. Im gemeinsamen emotionalen Feld können wir Liebe und Geborgenheit miteinander teilen, aber auch Neid und Hass. Was auch immer im Feld geteilt wird, es ist Ausdruck einer averbalen emotionalen Kommunikation.

Man kann sich aber auch aus einer emotionalen Kommunikation zurückziehen. Wir spüren das, wenn wir unser Gegenüber gefühlsmäßig nicht mehr erreichen können. Die andere Person mag zwar noch zu mir sprechen, aber es ist nichts weiter als eine emotionslose Konversation, die mich außen vor lässt, mich nicht wirklich einbezieht, mich nicht ergreift. Da ist keine gemeinsame Schwingung da, die durch die Überlappung der zwei Felder entstünde.

Auf der einen Seite kommunizieren wir über das emotionale Bewusstseinsfeld mit der Umwelt. Auf der anderen Seite befähigt uns dieses Feld auch, auf die Umwelt zu reagieren. Gefühle haben dann eine Signalwirkung, die zu einem bestimmten Verhalten führen. So signalisiert das Gefühl der Wut, dass sich etwas für mich nicht stimmig anfühlt, und gibt damit einen Impuls, die Situation zu ändern. Oder ein plötzlich auftauchendes Gefühl der Angst macht mich auf eine Gefahrensituation aufmerksam und hilft, der Gefahr adäquat zu begegnen.

Gefühle spiegeln sich im physischen Körper

Die Beziehung zwischen physischem Körper und emotionalem Bewusstseinsfeld drückt sich auch in Augen, Mimik und Motorik aus, unbestechlichen Spiegeln unseres Gefühlslebens. Manchmal reden Patienten ganz munter von ihren Beschwerden, ihrer Lebenssituation und ihren Beziehungen und sagen: »Mir geht es wirklich gut.« Blicke ich dann in ihre Augen, sehe ich eine tiefe Traurigkeit. Die Augen sprechen die Wahrheit, die man vor sich selbst verbergen will. Oft steckt hinter der Trauer Angst, sich auf den Verlust zu beziehen, der einen so traurig macht. Sie verhindert, das, was wir verloren haben – z. B. einen geliebten Menschen –, loszulassen und den Verlust als Realität unseres Lebens zu integrieren. So wird der eigene Lebensfluss unterbrochen, die Lebensenergie fließt nicht mehr, was zum Ausgangspunkt einer Krankheit werden kann. Das Gefühl der Trauer kann durch Einsamkeit und Isolation entstehen – zwei der Hauptursachen vieler Krankheiten unserer Zeit. Oder sie fordert z. B. zum Abschied von einem geliebten Menschen auf, um dem Leben eine neue Chance zum Weitergehen zu geben. Trauern ist die Fähigkeit loszulassen, um weiterzugehen.

Auch das Gesicht verrät leicht, was wir fühlen. Bei Scham werden wir rot im Gesicht. Bei Angst und Schock blass. Wir runzeln die Stirn, wenn wir Fragen haben oder skeptisch sind, oder es bildet sich eine Zornesfalte. Unbewusst registrieren wir die Mimik unseres Gegenübers und interpretieren die Gesichtszüge als Stimmung des anderen.

Der Körper reagiert auch motorisch und vegetativ auf die Gefühlslage im emotionalen Feld. Ärger und Wut lassen uns die Fäuste ballen, manchmal offensiv und manchmal nur in den Hosentaschen. Die Nackenmuskulatur spannt sich, die Halsschlagader schwillt usw. Bei Angst machen wir uns tatsächlich klein und unsichtbar, wir ducken uns, wir suchen instinktiv Schutz und stellen uns mit dem Rücken zur Wand, ein kalter Schauer läuft uns über den Rücken.

Wie Psyche und Körper verbunden sind

Der physische Körper und die Gefühle stehen in einer sehr engen Beziehung zueinander. Jede Gefühlswahrnehmung wird vom Körper aufgenommen und verarbeitet.

Gefühle können auch mit den Sinnesorganen wahrgenommen werden. Man kann z. B. Angst riechen. Was wir riechen, nennt man Pheromone – eine Gruppe von Hormonen, die als Duft-, Informations- und Lockstoffe dienen. Betritt man einen Raum, in dem Angst herrscht, dann kann es geschehen, dass man unwillkürlich mit Fluchttendenzen reagiert. Sensible Menschen spüren in einer solchen Situation die Atmosphäre der Angst. Angst liegt in der Luft, und nicht wenige Menschen können das auch riechen. Auch Trauer riecht – bei verschiedenen Patienten und Patientinnen habe ich das immer wieder feststellen können.

Pheromone sind molekulare Entsprechungen unserer Gefühle, die sich weit über den Körper hinaus ausdehnen und sogar für längere Zeit im Raum zurückbleiben können. Das wurde in einem Tierexperiment mit Mäusen gezeigt, die in einem Käfig Elektroschocks verabreicht bekamen. Anschließend wurde eine andere Mäusegruppe in denselben Käfig gesetzt, die sofort mit Angst, Panik und Stress reagierte, was man an erhöhten Blutspiegeln von Adrenalin und Kortison zeigen konnte. Diese Mäuse konnten die Angst und die Pein der zuvor dort gequälten Mäuse riechen. Pheromone spielen auch eine Rolle als Warnsystem sowie als Lockstoffe und sexuelle Duftstoffe.

Sagt man, man kann jemanden gut riechen oder auch jemanden nicht riechen, dann meinen wir damit unsere Zuneigung oder respektive unsere Abneigung gegenüber dieser Person. Das, was wir offenbar tatsächlich riechen, sind die Pheromone des jeweils anderen, die entweder zu uns passen oder nicht.

Wir riechen quasi, ob die emotionale Grundsituation des potenziellen Partners oder der Partnerin unserer eigenen entspricht und sie unterstützt. In vielerlei Hinsicht werden wir unbewusst gelenkt. Diese Dinge spielen sich auf einer Bewusstseinsebene ab, die die rationale Erkenntnisebene gewöhnlich nicht erreicht. Die emotionale Bewusstseinsebene steht vor allem im Dienst lebenserhaltender, instinktiver, sexueller, triebhafter und sozialer Funktionen und Verhaltensweisen und ist deshalb auch stark mit der körperlichen Ebene in Verbindung.

Immunsystem und Emotionen

Das Immunsystem, selbst ein Teil des physischen Körpers, wird vom psychischen Feld stark beeinflusst. Diese Zusammenhänge werden seit einigen Jahren durch den relativ neuen Forschungszweig der Psychoneuroimmunologie erforscht. Dieser Begriff weist auf das Zusammenspiel von Psyche, Nerven- und Immunsystem hin. Die Psyche wirkt über bestimmte chemische Botenstoffe des Nervensystems auf die Immunzellen. Nerven- und Immunzellen sind artverwandt und haben oft gleiche Botenstoffe und Rezeptoren. Botenstoffe sind chemisch gesehen zumeist Polypeptide, kleine Eiweißmoleküle, die an den Zelloberflächen von Nerven-, Immun- oder Drüsenzellen an bestimmten dafür vorgesehenen Stellen, den Rezeptoren, andocken und dann eine entsprechende Wirkung entfalten. Inzwischen ist erwiesen, dass Botenstoffe, die im Gefolge von Gefühlen oder gefühlsgeladenen Gedanken gebildet werden, nicht nur in Nervenzellen wie im Gehirn oder im Immunsystem Rezeptoren besitzen, sondern in allen Körperzellen. So haben beispielsweise auch der Magen oder die Bronchialschleimhaut Rezeptoren, an denen sich emotionale Botenstoffe anbinden. Wir haben hier ein biochemisches Korrelat für ein so allgemein bekanntes Phänomen wie das Bauchgefühl. Auch die inneren Organe können fühlen, haben ein emotionales Bewusstsein.

Candace Pert, Autorin des Buchs »Moleküle der Gefühle«[51], ist eine der bekanntesten Expertinnen auf diesem Forschungsgebiet. In ihrem Buch geht sie unter anderem der Frage nach, warum manche Menschen eine Erkältung bekommen und andere nicht, obwohl alle den gleichen Viren ausgesetzt sind. Auffällig ist, dass Menschen, denen es psychisch nicht gutgeht, die gestresst, unzufrieden, in Konflikten oder auch ausgelaugt und überarbeitet sind, sich leicht anstecken. Die Erklärung könnte darin liegen, dass glückliche Menschen viel Noradrenalin, einen Botenstoff der Nebennieren, produzieren, dagegen unglückliche Menschen nur wenig. Die Bindung von Noradrenalin an Zellrezeptoren wird subjektiv als ein Gefühl von Glücklichsein empfunden. Nun wirken auch Viren ein wenig wie Botenstoffe und gelangen über bestimmte Rezeptoren in die Zellen. Dabei benutzen die Grippeviren dieselben Rezeptoren wie Noradrenalin. Wenn also ein Mensch froh und glücklich ist, dann sind seine Zellrezeptoren bereits mit Noradrenalin besetzt, so dass die Grippeviren keine Möglichkeit mehr zum Andocken finden. Ist jemand in einer schlechten Verfassung, dann haben die Viren freie Bahn, denn sie haben jede Menge Rezeptoren zur Verfügung, über die sie in die Zellen eindringen, sich dann vermehren und den betreffenden Menschen krank machen können.

Candace Pert ist auch der Frage nachgegangen, wie die emotionalen Botenstoffe so schnell an ihren Wirkort gelangen. Viele dieser Stoffe sind sogenannte Neurotransmitter, also Stoffe, die vom Nervensystem gebildet werden. Wenn man ein Gefühl erlebt, reagiert nicht zuerst das Gehirn und nach einer gewissen Zeitverzögerung der übrige Körper, sondern die Gefühlsreaktion macht sich unmittelbar im ganzen Körper bemerkbar. Jede Zelle im gesamten Körper reagiert sofort und unabhängig von der Entfernung zum Gehirn wie auf ein geheimes Kommando – wie ein Fischschwarm, der auf geheimnisvolle Weise zur gleichen Zeit wie ein einziger Körper seine Richtung ändert. Jeder Fisch – im menschlichen Körper jede Zelle – muss zur gleichen Zeit die Botschaft vernommen haben.

Die Frage ist, wie das möglich sein kann, denn die biophysikalischen Reaktionszeiten, die man erwarten müsste, wenn Botenstoffe über die Nerven- oder die Blutbahnen in entferntere Körpergebiete geleitet werden, wären viel zu langsam für eine unmittelbare Gesamtreaktion des Körpers. Inzwischen geht man auch hier von einem Feldgeschehen aus, bei dem sich In-formationen in fast zeitloser Weise im gesamten Feld des Menschen ausbreiten und zur simultanen Reaktion führen.

Wie gut das Immunsystem funktioniert, hängt weitgehend von unseren Lebensbedingungen und von Faktoren wie Zufriedenheit, Geborgenheit, Freude und Liebe ab, die das persönliche Umfeld ausmachen. Auch Ärztinnen und Ärzte können da einen Beitrag zum Wohl der Patienten leisten, indem sie z.B. die Angst mildern, Zuversicht geben und auf die Einzigartigkeit des Menschen und seiner heilenden Ressourcen schauen. Dafür sorgen, dass der Mensch Rückhalt und Geborgenheit in seinem Leiden findet, dass er mit seiner Krankheit nicht allein ist. Wenn die gemeinsame Entscheidung zu eingreifenden Therapien fällt, dann ist es darüber hinaus notwendig, auf der physischen Ebene alles nur Mögliche für die Stärkung und Unterstützung des Immunsystems zu tun.

Alles das ist möglich, auch wenn man dem alten Paradigma folgt. Es geht hier einfach nur um mehr Menschlichkeit, und sie bietet uns eine wirkliche Chance für eine im wahrsten Sinne des Wortes humane und heilsame Medizin. Diese Menschlichkeit, mit der wir unseren Patienten begegnen, ist in Wahrheit die Menschlichkeit, die wir selbst gewinnen.

Heilung – Anschluss an den Fluss des Lebens

Wie stark die Lebensfaktoren und seelischen Befindlichkeiten unsere Gesundheit und auch unser Potenzial zur Regeneration und Heilung beeinflussen, wird von Jahr zu Jahr deutlicher. Eine Vielzahl wissenschaftlicher Untersuchungen hat inzwischen deutliche Zusammenhänge zwischen psychischem Wohlbefinden und Abwehrkraft nachgewiesen. So schwächen z.B. Angst und Depression das Immunsystem eklatant und nachhaltig. Das hat weitreichende Auswirkungen auf die Entstehung vieler Krankheiten wie Infektionen, Allergien oder auch Krebs. Bei jedem gesunden Menschen fallen tagtäglich unzählige Krebszellen an, die das gesunde Immunsystem isoliert und unschädlich macht. Eine Krebskrankheit entsteht, wenn das Immunsystem die normal anfallenden Krebszellen nicht mehr bewältigen und aussondern kann, die sich dann unkontrolliert vermehren. Die entarteten Zellen ordnen sich nicht mehr dem normalen Zellverbund ein und nehmen auch nicht mehr an den gemeinsamen Aufgaben und Stoffwechselprozessen teil. Sie entwickeln sich autonom und radikal ohne Rücksicht auf das Gemeinwesen der Gewebe und Zellverbände, vermehren sich ungehindert und zerstören letztendlich den gesamten Organismus. So wirken Angst und Depression geradezu kontraproduktiv, denn sie bedingen die weitere Schwächung des Immunsystems und begünstigen so den letalen Verlauf einer Krebserkrankung. Eine angstfreie Umgebung in den Praxen und Kliniken und die emotionale Unterstützung der Patienten durch ihre Behandler sind eine wesentliche Voraussetzung zur Stabilisierung des Immunsystems und damit eine der wichtigsten Faktoren der Krebsbekämpfung.

Viele Krebstherapien beinhalten neben einer Operation auch Chemotherapie und Bestrahlung, was eine große Belastung für das Immunsystem darstellt. Die komplementäre Krebstherapie versucht deshalb mit ihren Behandlungsmethoden, eine weitere Schwächung des Immunsystems zu verhindern und den Organismus für eine Regeneration besser zu wappnen. Hier wäre es sehr hilfreich, wenn sich die konventionelle Schulmedizin einer weiterführenden Zusammenarbeit mit der Komplementärmedizin im Interesse der Patientinnen und Patienten stärker öffnen würde.

Die Chancen auf einen günstigen Krankheitsverlauf und auf Heilung lassen sich deutlich und nachhaltig verbessern, wenn wir bei schweren körperlichen Krankheiten die Möglichkeiten der westlichen Schulmedizin sinnvoll ausschöpfen und gleichzeitig dafür sorgen, je nach Situation das Immunsystem zu stützen, Entgiftungstherapien durchzuführen, unterstützende energetische Arbeit zu leisten, Substitution von Mineralstoffen, Vitaminen und Spurenelementen zu gewährleisten und über allem das Menschliche in den Mittelpunkt der Behandlung zu stellen. Die größten Chancen auf Heilung erleben wir, wenn wir unsere Behandlungen einbetten in eine liebende, zugewandte und seelisch unterstützende Atmosphäre in unseren Praxen, den Krankenhäusern und Institutionen. Wenn wir den Ausgang einer Krankheit nicht in düsteren Farben vorwegnehmen, wenn wir die Patienten und Patientinnen in ihren

Sorgen und Ängsten annehmen und auffangen und wir auf die Ressourcen ihrer eigenen Heilkraft und ihrer Bewusstseinstärke zurückgreifen. Heilung kann geschehen – in einem heilenden Bewusstseinsfeld, in dem alles möglich ist und wir gemeinsam mit den Patienten das Heilsame einladen.

Das mentale Bewusstseinsfeld

Das Bewusstseinsfeld des Verstandes und der Intelligenz umhüllt und durchdringt die Felder des Körpers, des physischen und des emotionalen Bewusstseinsfeldes. Auf der organischen Ebene sind die mentalen Funktionen in der Großhirnrinde lokalisiert. Dieser Teil des menschlichen Gehirns ist das Ergebnis des letzten Evolutionsschrittes des Menschen und befähigt ihn zu denken. Die Fähigkeit zum Denken und zur Selbstreflexion wird als die Krone der Schöpfung angesehen, womit wir Menschen uns auch stark identifizieren. Die besondere Wertschätzung des Verstandes in unserer modernen Zivilisation findet seit *Descartes* in den Worten »Cogito ergo sum – Ich denke, also bin ich« ihren Niederschlag.

Die Vorherrschaft des Denkens und der rationale Verstand

Am meisten identifizieren wir uns mit dem Denken. Wir denken uns. Das Ich, das denkt, ist das Ich, das wir sind. Der Verstand erfreut sich so hoher Wertschätzung, dass wir nicht selten den Wert eines Menschen mit seinen Verstandesfähigkeiten und intellektuellen Leistungen gleichsetzen. Dementsprechend werden geistig behinderte Menschen von der Gesellschaft oft wenig respektiert und geachtet. Mangelnde intellektuelle Begabung wird sogar häufig mit niederen Instinkten, Unberechenbarkeit und Gewalttätigkeit gleichgesetzt. Dabei ist es oft geradezu umgekehrt: Beispielsweise bleiben mongoloide Menschen mit der genetisch bedingten Trisomie 21 zwar intellektuell auf der Stufe von Kindern, haben dafür aber ein umso größeres Herz. Sie sind oft so natürlich und liebenswürdig, dass man sich diese Warm- und Weitherzigkeit für alle Menschen wünschen würde.

Das rationale Denken ist gerichtet und fokussiert. Sein Wesen liegt in der Fähigkeit, zu unterscheiden und zu analysieren. Der rationale Verstand geht vom Ganzen immer weiter ins einzelne Detail: Wie der Körper zusammengesetzt ist, welche Bausteine beteiligt sind, wie sie miteinander in wechselseitiger Beziehung stehen usw. Dabei nimmt der Verstand die Position eines »unabhängigen« objektiven Beobachters ein, der das zu untersuchende Objekt analysiert. Das logische Denken impliziert von daher immer eine Trennung zwischen Subjekt und Objekt. Der rationale Verstand erklärt die Welt, indem er seine Bestandteile zu erkennen und zu unterscheiden versucht. Das Wissen über die stoffliche Ebene ist sehr detailliert, allerdings auf Kosten des Wissens über das Ganze.

Die Fähigkeit zum logischen Denken hat mit zu dem Fortschritt beigetragen, dessen Früchte wir in vielen Lebensbereichen heute genießen können. Auch der medizinische Fortschritt ist in vielerlei Hinsicht erst der rationalen Logik zu verdanken. Logisches Denken ist ein intellektueller, linearer Prozess auf der dualen Ebene und bezieht sich auf die Dimension von Raum und Zeit. Seine Erkenntnismöglichkeiten beziehen sich von daher auf materielle und immaterielle Form und Gestalt, z. B. auf Dinge und Gedanken, erreichen aber nicht den non-dualen Hintergrund unserer Existenz.

Wenn die Wissenschaft heute immer mehr an die Grenzen des alten Newton-cartesianischen Paradigmas stößt, weil bestimmte Forschungsergebnisse wegen zu enger kognitiver Erkenntnismöglichkeiten nicht mehr mit den bisher gefundenen Naturgesetzen zu erklären sind, dann wird sie über die Ebene von Materie, von Raum-Zeit und von linearer Logik hinausgehen müssen.

Der nicht-rationale, synthetische Verstand

Neben dem linearen, logischen Denken ist der menschliche Verstand auch fähig, in einer nicht-linearen Weise zu arbeiten. Es handelt sich dabei mehr um ein zusammenschauendes, synthetisches und ganzheitliches Bewusstsein, das die Verschiedenheit der Dinge nicht aussondert und trennt, sondern die Unterschiede in einem neuen und größeren Zusammenhang sieht.

Ken Wilber schätzt, dass etwa ein Prozent der westlichen Bevölkerung ein Bewusstsein im Sinne solcher Schau-Logik hat.[52]

Das synthetische Denken ist nicht ein trennender, sondern ein vereinheitlichender Erkenntnismodus. Hier steht an erster Stelle die Betrachtung des übergeordneten Ganzen, nicht in dem Sinne, dass das Ganze die Summe der Einzelteile ist, sondern, die Summe der Einzelteile führt zu einem neuen Ganzen mit einer übergeordneten Organisationsstruktur. Im ganzheitlich synthetischen Denken werden die Unterschiede nicht ausgeblendet, sondern in das Ganze hineingenommen.

Als ein einfaches Beispiel mag der Umgang mit Krankheit dienen: Wenn Krankheit und Gesundheit zu einem unversöhnlichen Gegensatz gemacht werden, dann kann man entweder nur krank oder nur gesund sein. Es gibt nichts dazwischen.

Das führt unter anderem zu einer einseitigen Reduktion des kranken Menschen auf seine Krankheit. Man ist Diabetiker, Schmerzpatient oder Krebspatient, und daneben gibt es nicht mehr viel anderes. Im ganzheitlichen Denken sind Krankheit und Gesundheit zwei sich nicht ausschließende Aspekte in ein und demselben Menschen. Auch wenn ein Mensch Schmerzen hat, auch wenn er unter einer Stoffwechselstörung oder Krebs leidet, so ist dieser Mensch dadurch nicht definiert, sondern trotz aller Krankheitssymptome ist vieles in ihm auch gesund. Auch Krankheit gehört zum Ganzsein. Versuchen wir Krankheit aus unserem Leben zu verbannen, dann spalten wir in Wirklichkeit den Teil von uns ab, der momentan eine wesentliche Rolle in unserem Leben spielt. Erst wenn wir unser Kranksein mit in unser Leben nehmen, es annehmen als eine momentane Facette unseres Seins, bleiben wir, was auch immer sein mag, in uns selbst ganz und unverbrüchlich heil. Das macht einen entscheidenden Unterschied in unserer Haltung zur Heilung und natürlich auch in der Haltung von Ärzten und Ärztinnen den Patienten gegenüber aus.

Synthetisches, ganzheitliches Denken sieht die Einheit in der Vielfalt. Es ist die Erkenntnis, dass nichts isoliert voneinander existiert. Auf einer tieferen Ebene ist kein Wesen, nichts im ganzen Universum allein und isoliert, denn alles steht miteinander in einer raumlosen und zeitlosen Beziehung. Dass sich Menschen einsam und isoliert fühlen, hängt vor allem damit zusammen, dass wir es durch unseren trennenden, rationalen Verstand, der zwischen Subjekt und Objekt zu unterscheiden gelernt hat, seit der frühen Kindheit gewohnt sind, uns als voneinander getrennt zu sehen.

Wenn Bewusstsein auf das Gehirn begrenzt wird

Das Primat des Denkens und des Gehirns bestimmt heute in medizinischen Kreisen und in der Gesellschaft weitgehend akzeptiert über die Grenzen von Leben und Tod. Für die ärztliche Feststellung des Todes wird in der modernen Medizin der Hirntod zugrunde gelegt. Zeigt das EEG keine Hirnströme mehr und ist keine Hirndurchblutung mehr nachzuweisen, dann wird der Mensch nach Gesetzeslage für tot erklärt. Dieser Nachweis nicht mehr vorhandener Großhirnfunktionen spielt eine entscheidende Rolle, wenn es bei Unfallopfern um die Frage von Organentnahmen für Organtransplantationen geht. Ist das Unfallopfer hirnorganisch für tot erklärt, dann wird es noch so lange durch Beatmungsmaschinen und Kreislaufunterstützung am Leben gehalten, bis seine Organe für einen Organempfänger herausgenommen sind. Herz, Leber, Nieren usw. können auch ohne Hirnfunktion noch einwandfrei funktionieren. Der medizinische und gesellschaftliche Umgang mit dem Thema Hirntod und Transplantation lässt sich nur unter der Prämisse verstehen, dass das Leben mit dem Ende des denkenden Verstandes und der Möglichkeit zur Reflexion erloschen ist.

Erfährt der Mensch hierdurch nicht eine Reduzierung auf einen Teilaspekt seiner selbst? Räumen wir dem Verstand nicht damit eine alles dominierende Position ein, über die wir uns mit ihm identifizieren? Wenn wir nun aber das Leben weiterdefinieren, es nicht nur als ein Dasein in den engen Grenzen des Ichs und des selbstreflektierenden Verstandes begreifen, dann dürfen wir ein Unfallopfer ohne Hirntätigkeit nicht unbedingt als tot ansehen, und wir müssten erkennen, dass wir nicht einem Toten Organe entnähmen, sondern einen lebendigen Menschen für die Behandlung eines anderen opferten.

Was wissen wir eigentlich wirklich über die Wiederherstellungsfähigkeit des Gehirns? Bis vor kurzem war die medizinische Wissenschaft noch felsenfest davon überzeugt, dass Hirnzellen sich zeitlebens nicht mehr vermehren oder nachwachsen können. Inzwischen weiß man, dass alle Nervenzellen ständig nachwachsen, dass durchaus ein Potenzial zur Nervenregeneration besteht. Die andere Frage ist: Mit welcher Sicherheit wissen wir, ob ein bewusstloses, hirntotes Unfallopfer nichts mehr wahrnimmt? Das Gehirn ist die strukturelle Zentrale der verstandesmäßigen Wahrnehmung, aber Bewusstsein ist umfassender als der Verstand und nicht lokalisierbar. Bewusstsein existiert auch außerkörperlich. Es existieren viele zuverlässige Beschreibungen von Menschen, die bereits klinisch tot durch eine Reanimation wieder ins Leben zurückgekehrt sind.[53] Viele von ihnen beschreiben außerkörperliche Bewusstseinserfahrungen, z.B. dass ein bewusster Teil von ihnen aus einer Perspektive von oben gesehen hat, wie ihr Körper gerade von den Ärzten reanimiert wurde. Sie berichten, dass sie oft auch Dinge hören und sehen konnten, die sich in anderen Räumen abgespielt haben: Beispielsweise was der Anästhesist im Nebenraum gesagt hat, welche Maschinen im Nachbarraum waren, was auf den Firmenschildern der medizinischen Apparate geschrieben stand und vieles mehr. Obwohl solche Menschen klinisch tot sind, lässt sich bei ihnen eine enorme, über das »normale« Maß weit hinausgehende Bewusstseinsaktivität feststellen, die nicht rational-logischen Verstandesfunktionen entspricht, sondern nichtlokaler Natur ist.[54]

Bei der heute üblichen Feststellung des Hirntods wird nur ein einzelner Aspekt des Bewusstseins überprüft, die Weite der gesamten Bewusstseinsmöglichkeiten wird außer Acht gelassen und die Definition des Lebens allein auf die Verstandesebene reduziert.

Wie bewusst sind Koma-Patienten?

Solche und ähnliche Fragestellungen finden inzwischen am Rande des medizinischen Wissenschaftsbetriebs allmählich Aufmerksamkeit, wie es sich im Herbst 2005 anlässlich eines interdisziplinären Kongresses am Münchner Universitätsklinikum Großhadern zeigte. Der Kongress hatte den Titel »Traumland Intensivstation – von veränderten Bewusstseinszuständen«[55] und wurde initiiert und durchgeführt von *Thomas Kammerer* und *Peter Frör,* zwei Krankenhausseelsorgern aus dem intensivmedizinischen Bereich. Die Zusammenarbeit von Krankenhausseelsorge, Anästhesie und Intensivmedizin hat diesen Kongress ermöglicht, zu dem mehr als vierhundert Ärzte, Seelsorger, Psychologen und Pflegekräfte kamen. Viele der dort berichteten Erfahrungen glichen sich in erstaunlicher Weise: Komatöse Patienten haben ein Bewusstsein; lediglich Sprache und Ausdrucksform dieser Patienten sind anders; man kann mit vielen, die als »nicht ansprechbar« gelten, unter anderem durch Ansprache, Berührung und Musik in Kontakt kommen. Fallberichte bestätigen, dass Menschen, die aus dem Koma wieder erwacht sind, ihre Ärzte oder Seelsorger im Koma wahrgenommen haben und dass gerade deren Ansprache und liebevolle Zuwendung sie am Leben gehalten haben, weil sie dadurch das Gefühl haben konnten, noch immer ein Mensch zu sein.

All diese Berichte waren sehr berührend, gingen unter die Haut. Nicht selten berichteten die Ärzte, Seelsorger, Krankenschwestern oder Pfleger, wie sie als verrückt belächelt oder sogar darin behindert wurden, sich mit den äußerlich nicht reagierenden Menschen zu befassen, mit Hinweisen wie: »Der bekommt doch eh nichts mehr mit!« Aber sie erzählten auch von der großen Freude und dem ehrfürchtigen Staunen, wenn das Wunder geschah und jemand nach Wochen, Monaten oder sogar Jahren plötzlich wieder die Augen aufschlug.

Das Bewusstsein und die Regenerationsfähigkeit des Gehirns scheinen weit größer zu sein, als gemeinhin in der medizinischen Welt angenommen wird.

Das mentale Bewusstseinsfeld des Verstandes ist ein großer Schatz, dessen Begrenzungen aber erkannt werden müssen. Identifiziert man sich ausschließlich mit dem Verstand, dann hat z. B. ein komatöser Mensch keine Existenz. Wenn wir das Gehirn als Ursache unserer Verstandesfunktionen und damit unserer Identität betrachten, muss das Leben auch mit dem physischen Tod vorüber sein, denn das Gehirn ist physischer Stoff, der wie der gesamte Körper eines Tages sterben wird. Aber auch das Gehirn ist wie jede andere Materie eine Kondensation von In-formation aus dem Quantenfeld. Es repräsentiert nur den stofflichen Aspekt eines viel umfassenderen Bewusstseinsfeldes, das auch ohne und außerhalb des Gehirns existiert.

Die tägliche Gedankenflut

Wir denken schätzungsweise etwa 60 000 Gedanken pro Tag. Das mag vielleicht viel erscheinen. Aber wirklich erstaunlich ist, dass 95 Prozent davon alte Gedanken, quasi Erinnerungen, sind, die sich jeden Tag wiederholen. Es sind jene im Energiefeld hinterlassenen Spuren, die als erinnerbare In-formationen zeit- und raumlos existieren und sich durch Interferenz tagtäglich aufs Neue konkretisieren. Unser Verstand ist also nicht etwa nur die Quelle neuer Ideen, sondern zu einem großen Teil die Reproduktionsstätte alter Konzepte und konditionierter Reflexe. So kommt es durch unsere mentale Aktivität zu unzählig vielen Gedankenimpulsen, die keinen Bezug zur jetzigen Situation haben, sondern zu einer anderen Zeit einmal Gültigkeit hatten.

Der Verstand neigt dazu, nach allem, was in sein Feld kommt, zu greifen. Plötzlich pickt er ein altes Bild oder eine längst vergangene Erfahrung aus der Flut zufälliger Bilder und Gedanken heraus, die oft auch mit bestimmten Gefühlsinhalten verknüpft sind: Erinnert man sich beispielsweise an einen längst vergangenen Vertrauensbruch durch einen nahen Menschen, dann stellen sich sogleich die damit verbundenen Gefühle von Wut und Enttäuschung ein und bestimmen plötzlich und ungefragt den gegenwärtigen Moment. Die momentane Stimmungsschwankung ist in der Regel nicht nachvollziehbar, weil sich der ganze Vorgang meist unbewusst vollzieht.

Gedanken wirken sich ganz ähnlich auch auf die körperliche Ebene aus.

So wie der Verstand zu 95 Prozent Vergangenes bewegt, so nimmt er diese Gedanken und projiziert sie in die Zukunft. Eine alte Erfahrung, nach der mein Leben immer schiefging, wird so in die Zukunft fortgeschrieben. Ist das mentale Bewusstseinsfeld auf einen negativen Ausgang programmiert, wird sich diese In-formation auch realisieren. Das Muster »es geht schief« ist abgespeichert in der raum- und zeitlosen Dimension des Bewusstseinsfeldes, es ist die Möglichkeit eines »schlechten Ausgangs«. Wenn diese Möglichkeit durch den Gedanken »es geht schief« in Interferenz kommt, dann konkretisiert sich diese In-formation in Raum und Zeit und führt zu dem erwarteten Ergebnis. Alle Erfahrungen und Gefühle der Vergangenheit können auf diese Weise das gegenwärtige Leben beeinflussen und bestimmen.

Dabei ist es ganz zufällig, was gerade unser Bewusstsein durchkreuzt. Diese zufälligen Gedanken machen, wie oben erwähnt, 95 Prozent unserer Verstandesaktivität aus. Mit anderen Worten: Wir gebrauchen den gerichteten, logischen Verstand gerade einmal mit einer Kapazität von fünf Prozent. Im Vergleich mit einer Glühbirne bedeutet das, dass wir unser Zimmer nur mit einer Fünf-Watt-Glühbirne beleuchten statt mit hundert Watt. Das Licht unseres bewussten Verstandes strahlt umso heller, je mehr uns unbewusste Vorgänge bewusst werden. Zusätzlich gewinnen wir an Zentrierung und Ausrichtung, wenn sich unsere Bewusstseinskapazität nicht fortwährend durch zufällige Gedankenströme zerstreut. Beides – die größere Bewusstheit z.B. über das, was uns krank und gesund macht, und die Fähigkeit, unseren Fokus darauf auszurichten – wirkt sich heilsam im Alltäglichen und in der Medizin aus.

Das beobachtende Bewusstsein

Die andauernde, zufällige Gedankentätigkeit ist vergleichbar mit einem inneren Radio, das wahllos von Sender zu Sender springt. Hört man sich selbst in einem Augenblick der Stille zu, kann man es vernehmen.

Das, was zuhört, ist ein beobachtendes Bewusstsein, das die Aktivitäten unseres Verstandes wahrnimmt, und damit nicht der Verstand selbst. Diese Bewusstseinsebene des inneren Beobachters ist größer und weiter als der Verstand. Allein schon aus dieser Bewusstseinsperspektive erkennt man, wie relativ und begrenzt die Verstandesebene ist.

Wenn einem der Mechanismus der unwillkürlichen und unbewussten Gedankenströme, die meist auch mit Gefühlen verknüpft sind, klar wird, dann kann man bewusst mit diesen

Gedanken und Gefühlen umgehen. Man hat dann jederzeit die Möglichkeit, die Quelle der Gedanken und Gefühle und auch deren momentanen Wahrheitsgehalt zu überprüfen.

Eine Gymnasiallehrerin kam einmal zu mir wegen rheumatischer Beschwerden. Im Rahmen einer Akupunkturbehandlung baute sich ein Vertrauensverhältnis auf, und ich erfuhr mehr und mehr von ihrer Lebenssituation. Ich begriff, mit welchen Themen sie sich herumschlug, die offensichtlich auch mit ihren Bewegungsschmerzen in Zusammenhang standen. Fast in jeder Sitzung klagte sie über ihr misslungenes Leben. Der Schuldienst würde immer schlechter, die Kinder immer schwieriger, die Kollegen immer unkollegialer usw. Sie lebte seit zehn Jahren allein und sehnte sich sehr nach einem neuen Lebenspartner. Auch das gehörte zu ihrer Klageliste, denn es war keiner in Sicht. Eines Tages, als sie während der Behandlung wieder einmal klagte, unterbrach ich sie und sagte: »Wie geht es Ihnen denn gerade jetzt, hier auf dieser Liege, in dieser Praxis? Haben Sie jetzt Schmerzen, geht es Ihnen in diesem Moment schlecht, haben Sie jetzt im Augenblick ein Problem zu lösen?« Sie stutzte einen Moment, dann ließ sie sich ein, spürte eine Weile nach und sagte dann: »Nein, im Augenblick fühle ich mich gut. Es geht mir gut, ich habe keine Schmerzen und ich habe auch kein Problem.« Sie war sichtlich erstaunt und lachte. Ich sagte zu ihr: »Wenn Sie versuchen, sich nicht mehr so sehr mit Dingen Ihrer Vergangenheit oder Zukunft zu beschäftigen und vor allem auch nicht mehr so sehr Ihr Leben zu bewerten, dann könnte es Ihnen eigentlich immer so gut wie gerade jetzt gehen. Sie können versuchen, Ihr Bewusstsein in der Gegenwart zu halten – mehr und mehr präsent zu sein.« Sie verstand das auf Anhieb, meinte dann aber noch, dass sie deshalb noch immer keinen neuen Mann hätte, worauf ich erwiderte: »Was meinen Sie wohl, wie attraktiv Sie auf einen Partner wirken, wenn Sie ständig so negativ auf Ihr Leben schauen. Solange Sie Ihre als negativ gewertete Vergangenheit in die Gegenwart projizieren, so lange werden Sie zwangsläufig Ihr Leben als negativ empfinden und auch auf andere Menschen eine entsprechende Ausstrahlung haben.« Sie war verblüfft, musste mir aber zustimmen und war mit einem Mal recht froh und zuversichtlich. Als wir dann über anderes sprachen, holte sie erneut in einem Augenblick alter Unbewusstheit und Gewohnheit mit weiter Geste aus und stöhnte: »Ja, aber mein ganzes Leben ...« Sie hielt inne, und wir beide mussten sehr lachen. Genau das war der erste Schritt der Erkenntnis: Das beobachtende Bewusstsein hatte sie bei ihrem alten, unbewussten Verhalten ertappt. Nun bestand die Möglichkeit einer grundlegenden Änderung.

Die Erfahrungen der Vergangenheit überlagern und bestimmen leicht unser gegenwärtiges Erleben. Dieser Mechanismus verstärkt das Leiden weit über sein eigentliches Ausmaß hinaus. Das betrifft körperliches, psychisches und spirituelles Leiden gleichermaßen. Wenn jemand unter chronischen, über Jahre andauernden starken Schmerzen leidet, dann prägt sich ein Schmerzmuster in seinem Bewusstseinsfeld. Die Summe aller Schmerzen und die sie begleitende Hoffnungslosigkeit sind im Bewusstseinsfeld des Patienten oder der Patientin abgespeichert und werden mit jedem weiteren Schmerz wieder neu aktiviert. Die »festgefahrene« Haltung der Ausweglosigkeit, die die Betroffenen wie auch die behandelnden Ärzte teilen, reproduziert die Schmerzerfahrung mit allem Leiden, aller Hoffnungslosigkeit, Depression und sinkendem Lebensmut stets von neuem. All das addiert sich zum eigentlichen Schmerzerlebnis. Ein ganz wesentlicher Schritt zur Bewältigung chronischer Schmerzen liegt in der Entkoppelung von Schmerzerleben und Vergangenheit. Man spricht auch vom Schmerzgedächtnis, dessen organisches Äquivalent auf der Ebene der Neuronen und Neurotransmitter bereits Gegenstand wissenschaftlicher Forschung ist.[56] Auf der Bewusstseinsebene betrifft es die gespeicherten In-formationen im Bewusstseinsfeld, die immer dieselbe Schmerzerinnerung reproduzieren. Deshalb profitieren Schmerzpatienten wie auch alle anderen leidenden Menschen von Bewusstseinsarbeit und der Fokussierung auf die Gegenwart. Wenn es mehr und mehr gelingt, die Gedankenströme der Vergangenheit und der Zukunft einfach dahinziehen zu lassen wie Wolken am Himmel, ihnen keine weitere Energie mehr zu geben und sich mit dem Bewusstsein auf das, was gerade im Augenblick ist, zu beziehen, dann vollzieht sich ein entscheidender Schritt in Richtung Heilung.

Die Gegenwart ist das Leben

Der gegenwärtige Augenblick ist das Leben. Wir haben kein anderes Leben als immer wieder diesen einen Augenblick, das Jetzt. Jedes Mal, wenn wir mit den Gedanken in der Vergangenheit oder in der Zukunft hängen, sind wir nicht gegenwärtig – nicht präsent – und verpassen so das, was gerade ist. Der Reichtum und die Fülle dessen, was jetzt ist, gehen unbemerkt an uns vorüber. Wir machen einen Spaziergang in der schönsten Natur, sind aber die ganze Zeit mit irgendwelchen Fragen oder Problemen beschäftigt. Am Ende kann man nicht einmal mehr sagen, wo man langgelaufen ist, man hat die Vögel nicht zwitschern gehört und den betörenden Duft der Blumen nicht gerochen. Man hat nicht den weichen Waldboden unter den

Füßen gespürt und nicht die warme Sonne auf dem Rücken. Wo waren wir da? Wir waren in unseren Gedanken, in einem sich stets neu erzeugenden Konstrukt, das unser Leben und vor allem unsere Wahrnehmungsfähigkeit für das Leben ganz und gar überdeckt. Genau genommen sind wir unbewusst durch diesen schönen Wald gelaufen. Nicht im Hier und Jetzt zu sein bedeutet, unbewusst durchs Leben zu gehen.

Natürlich brauchen wir ohne Zweifel auch unseren Verstand. Nämlich dann, wenn wir seine logischen, rationalen Fähigkeiten benötigen, wenn wir etwas analysieren oder lösen wollen. Dazu ist er da. Andererseits gaukelt er uns gern gedachte Welten vor, die das wirkliche Erleben hier und jetzt überdecken und verhindern. Ein wachsendes Bewusstsein davon zu entwickeln ist hilfreich, diese Tendenz des Geistes immer besser zu erkennen und ihr gegenzusteuern.

Das transpersonale Feld

Das Bewusstseinsfeld des Menschen umfasst noch weitere Bereiche, die die Grenzen der Personalität und damit des rationalen wie des synthetischen Verstandes überschreiten. In diesem Bewusstseinsfeld gibt es keine Identität mit einem Ich. Hier existiert nicht »ich bin so und so« oder »ich bin dies oder das«. Das persönliche Ich weitet sich in den universellen Raum, in dem auch die Dimensionen von Zeit und Raum aufgelöst sind. Quantenphysikalisch entspricht dies dem Prinzip der Nicht-Lokalität und metaphysisch der Allverbundenheit aller Erscheinungsformen im Universum.

Aus diesem Bewusstseinsraum speisen sich Begabungen wie Intuition und Inspiration, wie Hellsichtigkeit, Präkognition oder Telepathie. Es handelt sich um einen Bewusstseinsbereich, der – verbunden mit dem Universellen – nicht dem gewohnten linearen, kausalen Denkprinzip folgt. Es gibt Menschen, die einen natürlichen Zugang zu diesem Bereich haben, oder es entwickelt sich mit wachsender Bewusstheit ein aktiver und interaktiver Umgang damit.

Ein Mensch kann im transpersonalen Bewusstseinsraum z. B. wahrnehmen, was an einem anderen Ort geschieht, ohne selbst dort zu sein. In diesem Moment ist die Raum-Dimension aufgehoben. Da im transpersonalen Feld ebenso keine Zeit-Dimension existiert, ist es auch möglich, Ereignisse vorauszuschauen. Telepathische Gedankenübertragung oder Gedankenlesen sind ebenfalls nicht-lokale Phänomene im transpersonalen Bewusstseinsfeld, die quasi durch ein Einschwingen in das mentale Bewusstseinsfeld einer anderen Person zustande kommen – besser gesagt: durch das Einssein mit dem Bewusstseinsfeld des oder der anderen. Ist man mit jemandem sehr vertraut, dann kann sich nach einer gewissen Zeit die Fähigkeit des Gedankenlesens einstellen. Man ist so miteinander eingeschwungen, dass man auch über Entfernungen hinweg merkt, was der oder die andere denkt. Meine Frau und ich spielen, wenn wir merken, dass wir das Gleiche gedacht haben, immer das Spiel: Hast du zuerst meinen Gedanken gelesen, oder ich deinen?

All diese Phänomene sind dem rationalen Verstand nicht erklärbar, denn er funktioniert nur in der Dimension von Raum und Zeit, Kausalität und Linearität. In der Feld-Dimension ist das ganz anders. Im Quantenfeld bzw. im Bewusstseinsfeld ist die Raum-Zeit-Dimension aufgehoben: Alles ist jetzt, zeitlos, und alles im Universum ist zu jeder Zeit immer überall. Das ist das quantenphysikalische Prinzip der Nicht-Lokalität.

Der Unterschied zwischen Lokalität und Nicht-Lokalität lässt sich schon bei ganz einfachen Dingen nachvollziehen: Feste Körper können nicht zur selben Zeit denselben Raum einnehmen. Selbst im Moment der größten körperlichen Nähe, beim Sexualakt, können unsere Körper nicht ein Körper werden. Aber das emotionale Bewusstsein kann zur selben Zeit mit dem eines anderen Menschen denselben Raum teilen. Wir teilen unsere Gefühle in einem gemeinsamen, sich überlappenden und durchdringenden emotionalen Feld.

Viele Menschen machen tagtäglich Erfahrungen im transpersonalen Feld – allerdings ohne sich dessen immer bewusst zu sein. Ein einfaches Beispiel ist das bereits erwähnte Gedankenlesen. Nah verbundene Menschen kennen das plötzliche Gefühl, sofort zu Hause anrufen zu müssen, weil man spürt, dass etwas passiert ist, und man sich beunruhigt fühlt. Dieses »Gefühl« täuscht selten. Es ist in Wirklichkeit das nicht-lokale Wahrnehmen des Bewusstseinsfeldes einer anderen Person, die unter Umständen auch weit entfernt sein kann.

Auch in die Zukunft sehen zu können ist nicht nur besonders begabten Personen vorbehalten, sondern ist grundsätzlich allen Menschen über das transpersonale Bewusstseinsfeld möglich. Dabei kann es auch um ganz banale Dinge gehen. Manchmal geschieht es am Tage, manchmal im Traum. Einmal träumte ich, mein Auto sei in der Werkstatt und solle neu lackiert werden. Im Traum sah ich, dass der Lack an einer Stelle nicht in Ordnung war, was ich beanstandete. Dann regte ich mich auch noch über die Höhe der Rechnung auf. Ich sollte

200 Euro bezahlen. – In der Tat hatte ich im »realen« Leben mein Auto am Tag zuvor in die Werkstatt gebracht. Als ich es am nächsten Tag abholte, schaute ich instinktiv nach der verpatzten Stelle im Lack. Und sie war da, genauso wie geträumt. Und die Rechnung sollte tatsächlich 200 Euro betragen, was mir auch wirklich zu hoch erschien. In dieser Erfahrung hatte sich mein Bewusstsein in etwas ganz Banales eingeschwungen, was ich vorhersehen konnte.

Hellsichtigkeit, Präkognition und nicht-lokale therapeutische Arbeit sind für den ärztlichen Beruf eine Dimension, die viele weiterführende Möglichkeiten in Diagnostik und Therapie eröffnet. Ärzte und Ärztinnen sollten sich wieder mehr trauen, ihre eigenen intuitiven Begabungen, ihre Sensitivität und ihr heilendes Potenzial, das in jedem Menschen steckt, zu entdecken und anzuerkennen. Und es muss ausgebildet werden. Dazu habe ich für Menschen in Heilberufen ein Ausbildungsprogramm »Heilende Medizin – ein integraler Entwicklungsweg für Menschen im Heilberuf« entwickelt, in dem es nicht um neue Methoden geht, sondern um die persönliche Bewusstseinsentwicklung innerhalb des neuen medizinischen Paradigmas und um den eigenen spirituellen Prozess, der als Gefäß für die künftige, ganzheitliche Heilarbeit dient. Es geht hierbei nicht um neues Wissen, sondern vielmehr um das Verlernen dessen, was wir bereits wissen, damit der Heilungsprozess nicht durch vorgefertigte Konzepte und Strategien festgelegt wird und Raum für die kreative, höhere Intelligenz in uns und im Patienten entsteht. Das gelernte professionelle Know-how bleibt dabei wichtig, aber es wird in eine neue Beziehung zu einem größeren Wissen gestellt. So ist diese Ausbildung eher eine »Entbilderung«. Es geht darum, ein heilendes Feld in einem Raum der Stille und universellen Liebe für die heilsame Begegnung mit den Patienten zu kreieren. Das Ich des Arztes muss lernen, dem, was größer ist als es selbst, aus dem Weg zu gehen. Und das bedeutet auch, dass dem Arzt all seine Ecken und Kanten, seine Prägungen und Konditionierungen bewusst werden sollten, damit er sie nicht mehr dem Patienten oder der Patientin anlasten kann. Und er hat zu erkennen, dass wir mehr sind als nur der physische Körper, der Verstand und die Gefühle, dass unser Ich grenzenlos im Universum aufgeht und wir immer ungetrennt mit der Quelle allen Seins existieren, aus der heraus uns alle Heilkraft, das zum rechten Zeitpunkt notwendige Wissen und die Liebe zum Menschen unbegrenzt zur Verfügung stehen. Achtsamkeit, Schweigen, Meditation, Gebet, Traumarbeit, Qigong und zu einem Teil auch Wissensvermittlung sind zentrale Aspekte dieser Ausbildung.

Der multidimensionale Mensch

Der Mensch ist ein multidimensionales Wesen. Er hat einen individuellen physischen Körper mit einem physischen Bewusstseinsfeld; er erweitert sich in einem personalen psychischen Feld des emotionalen und mentalen Bewusstseins sowie darüber hinaus in einem transpersonalen Bewusstseinsfeld.
Jede Daseinsebene vom physischen Körper bis zum transpersonalen Bewusstsein existiert in ihrer ihr eigenen Dimension und Subtilität. Die Struktur der Felder wird dabei immer feiner, was sich in ihrer Schwingungsfrequenz zeigt. Der physische Körper manifestiert sich aus relativ langsam schwingen-

den In-formationswellen des physischen Bewusstseinsfeldes. Emotionen sind bereits feinstoffliche Formen, die mit einer höheren Frequenz schwingen. Gedanken schwingen noch schneller als Emotionen, sind noch subtilere Formen.

Die Daseinsbereiche von Körper, Emotionen, Denken und transpersonalem Bewusstsein sind nicht getrennte Seinsformen, die quasi wie Ebenen übereinanderliegen, sondern sie sind unterschiedliche Bewusstseinsbereiche, die alle miteinander vernetzt sind und die sich auch gegenseitig durchdringen. Dabei enthält jede dieser Bewusstseinsebenen im holografischen Sinn alle Informationen des gesamten Organismus.

Der Mensch als Holon

Der Begriff Holon kommt aus der holografischen Fotografie, bei der der fotografierte Gegenstand mit Laserlicht gescannt wird, wodurch jeder Bildpunkt die integrierte In-formation des ganzen Bildes enthält. Wenn man nun einen beliebigen Teil des ursprünglichen Bildes mit Laserlicht bestrahlt, dann wird das gesamte Bild sichtbar. Ein Holon ist somit Teil eines Ganzen, das die In-formation des Ganzen in sich trägt und reproduzieren kann.

So enthält beispielsweise eine einzelne Muskelfaser oder eine Hautzelle In-formationen über den ganzen Menschen in seiner physischen, seiner emotionalen und seiner verstandesmäßigen Qualität. Viele Wissenschaftler gehen heute davon aus, dass jedes biologische System, ja, das ganze Universum in dieser holografischen Weise existiert.[57,58]

Das Quantenvakuum »weiß« von den in ihm enthaltenen In-formationen, die In-formationen »wissen« von allen im Universum existierenden realisierten Strukturen in Form von Masse, Anziehungskräften, Form und Gestalt: Die subatomaren Teilchen »wissen« von den Atomen, die Atome von den Molekülen, die Moleküle von den Organellen, die Organellen von der ganzen Zelle, die Zellen vom Gewebe, die Gewebe von den Organen, die Organe vom ganzen physischen Körper, der physische Körper von den Gefühlen, die Gefühle von den Gedanken, die Gedanken vom transpersonalen Bewusstsein, das transpersonale Bewusstsein vom universellen Bewusstsein, das universelle Bewusstsein vom Nicht-Bewusstsein ... Und das Ganze ist ein sich selbstreflektierendes Bewusstsein eines namenlosen Ursprungs, der sich dadurch selbst erkennt. In unserem Universum erahnen wir die zeit- und raumlose Immanenz dieses Namenlosen, das wir seiner Natur und unserem endlichen Sein entsprechend nicht erfassen können. Aber etwas in uns weiß, und darauf lässt sich das Leben und auch jede Art der Heilung beziehen.

Dieses voneinander Wissen, diese holografische Ordnung, ist Ausdruck eines in-formierten Universums. Das bedeutet, dass jeder Aspekt des Lebens als integraler Bestandteil des Ganzen in jedem seiner Teilaspekte existiert. Das heißt auch, dass es auf einer tieferen Ebene des Verstehens keine wertende Hierarchie gibt, wohl aber unterschiedliche Funktionen und Subtilität. Der Verstand ist nicht besser als der Körper, aber er ist feinstofflicher, hat eine andere Funktion und kann auch auf den Körper Einfluss nehmen. Emotionen sind nicht weniger wert als das Denken, aber sie können erheblichen Einfluss auf unser Denken und auf unsere körperlichen Funktionen haben. *Ken Wilber* spricht anstelle von Hierarchie von Holarchie, um eine nicht wertende Hierarchie der Felder und der Funktionen auszudrücken.[59]

Jeder Teil der holografischen Ordnung repräsentiert nicht nur den ganzen Organismus oder das ganze Universum, sondern die Summe vieler Teilchen der gleichen Organisationsstufe formt gemeinsam etwas Neues. Sie sind nicht einfach nur die Summe der Teilchen, sondern bilden einen neuen Organismus höherer Ordnung und Intelligenz. Die Summe einzelner Atome ist nicht nur eine Anzahl Atome, sondern ein Molekül mit ganz neuen biophysikalischen und biochemischen Eigenschaften. Viele Moleküle bilden nicht etwa einen unspezifischen Haufen von Molekülen, sondern z. B. eine Zelle, Zellen bilden ein Gewebe oder Organ usw. Alles zeigt jeweils die Merkmale eines neuen Ganzen und eine höhere, intelligente Organisationsstruktur. Und gleichfalls enthält bereits das kleinste Teilchen der niedrigsten Organisationsstufe die Information des ganzen hochorganisierten Gebildes – und noch viel weitgehender enthält jedes Teilchen das ganze Universum in einer Dimension jenseits von Raum und Zeit.

Wie der Herzmuskel Bewusstsein überträgt

Der amerikanische Herzchirurg *Paul Pearsal* hat in seinen wissenschaftlichen Arbeiten einen wichtigen Beitrag zur Frage des Körper- bzw. des Zellbewusstseins geleistet. Er konnte im Gefolge von Herztransplantationen beobachten, dass Menschen, denen ein fremdes Herz transplantiert worden war, Verhaltensweisen und Eigenschaften der toten Spender entwickelten. Aus ethischen Gründen bekommen die Empfänger keinerlei Informationen über die Spender und können so nichts über sie wissen. Dennoch kam es in vielen Fällen zu Änderungen des Verhaltens oder der Einstellungen bei den Patienten, die ein neues Herz erhalten hatten. So war jemand beispielsweise vor der Transplantation ein Liebhaber klassischer Musik und entwickelte dann nach der Operation plötzlich eine Vorliebe für Rockmusik. Anhand der Krankenakten stellte sich heraus, dass der Spender tatsächlich eine Vorliebe für Rockmusik hatte. In den meisten Transplantationsfällen kam es zu auffälligen und bemerkenswerten Verhaltensänderungen. Die Patienten mit den Empfängerherzen bewegten sich plötzlich wie die toten Spender, hatten deren Gesten, nahmen deren Vorlieben, deren Abneigungen, deren Redewendungen oder auch deren Ansichten an.

Die einzige »objektive« Änderung im Empfänger war das Einsetzen des anderen Herzens. Wenn man das Herz lediglich als einen Muskel betrachtet, als ein anatomisches, materielles Konstrukt, dann gibt es dafür keine Erklärung. Mit der atomistischen Weltsicht des alten Medizinparadigmas ist man hier am Ende der Erklärungsmöglichkeiten angelangt. Wenn wir aber von der Existenz einer Körper- und Zellintelligenz ausgehen und davon, dass das physische Herz ein materielles Kondensat aus einem immateriellen intelligenten Energiefeld ist, dann lässt sich auch ohne weiteres erklären, wie mit der Übertragung einer körperlichen Struktur auch Teile des sie formenden Bewusstseinsfeldes übertragen werden. Dieses Bewusstseinsfeld enthält in sich integriert nicht nur intelligente In-formationen über das physische Organ Herz, sondern in einer ungeteilten, integralen Weise über den ganzen Spender – nicht nur über seinen Körper, sondern genauso über seine Emotionalität, seinen Verstand und die weiteren Bewusstseinsbereiche.

Pearsal beschreibt eine berührende Fallgeschichte: Einem achtjährigen Mädchen wurde ein Herz transplantiert. Bereits kurze Zeit nach der Transplantation begann das Mädchen, Ängste und schwere Alpträume zu entwickeln. Man interpretierte das zunächst einfach nur als ein psychisches Durchgangssyndrom nach der schweren Operation. Aber die Störungen hielten an, und das Mädchen musste psychotherapeutisch begleitet werden. Dabei fiel auf, dass es in seinen Träumen immer von einer Vergewaltigung und von Todesdrohungen träumte. Was das Mädchen selbst nicht wissen konnte, war, dass das Spendermädchen durch eine brutale Vergewaltigung zu Tode gekommen war. Diese Gewalterfahrung und die damit verbundenen Ängste hatten sich offenbar durch die Herztransplantation übertragen. Letztlich konnte man sogar den Täter anhand der Träume der jungen Patientin ermitteln und ihm den Prozess machen.[60]

Diese Art der Bewusstseinsübertragung lässt sich auch bei Transplantationen anderer Organe zeigen. Allerdings ist dieser Effekt bei transplantierten Herzen am stärksten ausgeprägt. In den alten Hochkulturen galt das Herz immer als der Sitz des Bewusstseins. So spricht man in der traditionellen chinesischen Medizin davon, dass das Bewusstsein im Herzen wohnt.

Non-Dualität

Das transpersonale Bewusstsein ist die Nahtstelle zum universellen Bewusstseinsraum, hinter dem jenseits aller Erscheinungsformen der namenlose Urgrund allen Lebens liegt. Folgt man der Vorstellung einer menschlichen Seele, so inkarniert sie sich aus diesem namenlosen Raum als individuelle Ausdrucksform des Universellen. Der transzendente Raum des menschlichen Bewusstseins bildet vielleicht so etwas wie die äußerste Hülle der individuellen Seele, die sich in der Welt der Erscheinungen manifestiert. Letztendlich weiß niemand, was die Seele ist, obwohl viele Menschen sie in sich spüren, von ihrer Existenz zutiefst überzeugt sind. Aber niemand kennt sie selbst. So wie das Göttliche keinen Namen hat, so können wir die Seele nicht kennen. Sie ist und bleibt ein Geheimnis unserer menschlichen Existenz.

Solange der Mensch »ich« sagen kann, solange wir von Gott, von Bewusstseinsfeld, von transpersonal oder von Seele sprechen können, bewegen wir uns im Reich der Dualität. Da gibt es immer zwei: ich und das, wovon ich spreche. Das erkennende Bewusstsein unterscheidet, erkennt sich selbst und andere.

Jenseits aller Unterscheidung und Beschreibung liegt die Quelle, jener namenlose Urgrund, das Geheimnis des Lebens. Niemand kann davon wissen, und doch sind wir von seiner Natur.

Tiefste Heilung geschieht aus dem non-dualen Raum des Nichts, der Fülle ist. In ihm entfaltet sich aus einer raum- und zeitlosen Dimension das Geheimnis höchster Wirkkraft in einem Feld universeller Liebe, die das Wort »unmöglich« nicht kennt.

Leben und Heilung, wie auch alles andere unter dem Himmel, geschehen im Raum der Leere-Fülle – der ewigen Verbindung von Einheit und Vielfalt, Non-Dualität und Dualität.

Das Unbewusste

Wenn wir hier die Wirklichkeit des Menschen aus einer Perspektive in-formierter Bewusstseinsfelder betrachten, dann sollte das nicht zu dem Trugschluss führen, dass sich der Mensch immer bewusst wäre oder jemals ganz bewusst werden könnte. Der größte Teil des gesamten Bewusstseinsfeldes bleibt uns unbewusst. Unser bewusstes Wissen ist im Verhältnis zum gesamten Bewusstsein, zu dem wir potenziell Zugang haben, nicht einmal der Hauch der Spitze eines Eisbergs.

Mehr Bewusstheit, sich selbst erkennen, kann eine wesentliche Voraussetzung für einen Heilungsprozess sein. Denn jede Form von Selbsterkenntnis ist ein Beitrag, innere und äußere Konflikte und Unfrieden zu lösen, die daran beteiligten eigenen Anteile zu erkennen, anzunehmen und zu integrieren, um so zu einer tiefgreifenden inneren Versöhnung zu gelangen. Von mehr Bewusstheit profitieren alle Bereiche unseres Daseins: der physische Körper, die Psyche, der Verstand, der sich von seinen Verstrickungen und seiner Negativität reinigt, sowie unser spirituelles Leben.

Unbewusste Inhalte sind weniger dem rationalen Tagesbewusstsein zugänglich. Sie entfalten sich vielmehr in einer ruhigen Verfassung, einer gelösten Aufmerksamkeit und Ausrichtung auf innere Fragestellungen. Unbewusstes kommt nicht durch Denken zutage.

Träume sind oft Botschafter des Unbewussten. Erinnern wir uns an unsere Träume, dann erlangen wir Wissen über Dinge, die zuvor unbewusst waren. Träume weisen so manches Mal auf innere Themen hin, die Schlüssel zur Lösung von Leiden und Krankheit enthalten.

Unbewusstes kann aber auch ganz spontan zum Vorschein kommen wie z.B. in Form einer plötzlichen Erkenntnis oder einer Eingebung aus heiterem Himmel. Auch spontane Ideen, eine Inspiration oder intuitive »Einfälle« sind Momente von Bewusstseinszuwachs.

Bewusstsein und Unbewusstes sind nicht nur individuell, sondern auch kollektiv.

Identifikation mit Gesundheit oder Krankheit

Selbsterkenntnis – ein Schritt zur Heilung

Die Arbeit an sich selbst kann in bestimmten Situationen direkt zu einem Heilungsprozess beitragen. Zum einen sind es oft unsere ungelösten Angelegenheiten, die zu Unfrieden und Konflikten führen und sich Stück für Stück zu Krankheiten auswachsen können. Unfrieden ist innerer Krieg – und es ist damit eine der häufigsten Krankheitsursachen. Fragen wir uns doch einmal selbst – vielleicht jetzt in diesem Augenblick –, ob wir uns in unserer momentanen Lebenssituation wirklich zufrieden fühlen oder doch eher unzufrieden. Sollte unser Leben mehr durch Unzufriedenheit geprägt sein, dann wäre es höchste Zeit, jetzt für mehr Frieden zu sorgen. Kein Mensch kann auf Dauer unbeschadet in einem inneren Kriegszustand leben. Dennoch lebt die überwiegende Mehrheit der Menschen in Unfrieden, Zerrissenheit und Ärger.

Es gibt den Ausspruch: Wenn du dich über etwas länger als drei Minuten ärgerst, dann hat das mit dir selbst zu tun.[61] Jeder anhaltende Ärger ist in der Regel Ausdruck einer Projektion. Wenn ich mich über die »Überfremdung« in meinem Wohnviertel aufrege, dann steht das Unbekannte und Fremde in meinem Leben unter einem inneren Verbot, und gleichzeitig ist da eine Sehnsucht, Neues und Unbekanntes zu erforschen, die wegen des Verbots den Ärger schürt. Wenn ich mich maßlos über schlechte Schulnoten meiner Kinder aufrege, dann begegne ich u. U. meinem eigenen Leistungsanspruch, der mich unbewusst an die eigene Leistungsüberforderung als Kind erinnert, unter der ich gelitten habe. Das Überzogene der jeweiligen Reaktion entspringt in der Regel der eigenen Geschichte und hat nur wenig mit der sie auslösenden Person zu tun – es wird lediglich auf sie projiziert.

Selbsterkenntnis bedeutet auch zu erkennen, dass und womit wir uns identifizieren. Die Identifikation mit dem, was wir normalerweise als Ich bezeichnen, gründet stark auf vergangenen Erfahrungen, die uns geprägt haben und damit als Erinnerung in unserem Denken eingebrannt sind. Das kann beispielsweise Selbstbilder wie »ich bin ein Versager«, »ich bin schwach«, »ich bin dumm«, »ich bin es nicht wert« usw. prägen. Je nach den Bedingungen unseres Heranwachsens entwickeln wir daraus unterschiedlichste Verhaltens- und Projektionsmuster, die uns und andere kränken und krank machen.

Ärger, Neid, Ressentiments, Vorurteile, Anhaften, Gier, Geltungssucht, Schuldgefühle und Schuldzuweisungen, Unversöhnlichkeit, Stolz, Härte und vieles mehr sind alle Ausdruck innerer Kriege. Sie können zu Krankheit führen, sie unterhalten und sie verstärken. All diese Zustände kommen durch Unbewusstheit zustande, die damit eines der größten Krankheitsrisiken der Menschheit ist – darin ist auch der Mangel an Liebe enthalten, der durch Unbewusstheit entsteht.

Heilung – sich aus
der Krankheitsidentifikation lösen

Identifikation bezieht sich auf bestimmte Inhalte, die mit den Bedürfnissen des Ichs und dem eigenen Selbstbild zusammenhängen. An allen Inhalten, die unser Selbstbild untermauern, neigen wir zu haften. Anhaften kann sich auf Materielles wie Immaterielles beziehen. Man kann an Besitz haften: *mein* Haus, *mein* Auto, *mein* Erbe; man kann an Menschen haften: *meine* Frau, *mein* Mann, *meine* Kinder, *meine* Freundin, *mein* Freund. Es ist immer das Wörtchen »mein«, das den-, die- oder dasjenige vereinnahmt. Man kann aber genauso gut an seinen Gedanken, seinen Urteilen, seinen Sorgen oder seinen Gefühlen haften. So können auch unbewältigte Trauer und Angst Ausdruck von Anhaften sein.

Krankheit kann ebenfalls zum Objekt der Identifikation werden. Gerade bei chronischen Krankheiten ist es häufig so, dass sie sich zum lebensbestimmenden, alles dominierenden Faktor entwickeln. Dann geschieht es unter Umständen, dass sich fast das ganze Leben nur noch um die Krankheit, um Arztbesuche oder Medikamente dreht.

Leiden Patienten unter sehr zermürbenden Beschwerden, z. B. unter starken andauernden Schmerzen, dann bleibt vom Leben nichts anderes mehr übrig als der Schmerz und die Frage, wie man ihn bewältigen kann. Dann beginnt der Schmerz das ganze Ich zu dominieren, wodurch sich die Identifikation »ich bin der Schmerz« entwickelt. Da bleibt nichts außer dem Schmerz. Der Schmerz bestimmt alles, nimmt jede Lebensfreude und jeden Lebensmut. Hat man Familie, wirkt er sich auf das ganze Familienleben aus. Alles dreht sich um den Schmerz. Die Angehörigen lernen, auf den Schmerz Rücksicht zu nehmen. Man sieht kaum noch Freunde, dafür umso mehr Ärzte, Reha-Einrichtungen, medizinische Dienste usw. »Ich bin der Schmerz« ist das Resultat der andauernden Beschwerden.

Diese Schmerzidentifikation, das heißt die vollständige Ausrichtung des Lebens auf den Schmerz, hält ihn unveränderlich fest. Hier kann sich nichts mehr in Richtung einer wirklichen Besserung bewegen, weil der ganze potenzielle Heilraum vom Schmerz ausgefüllt ist. Das Meer der Möglichkeiten reproduziert stets die dominierende In-formation.

In der Therapie chronischer Schmerzen sind schmerzentkoppelnde Maßnahmen wie Entspannungsübungen oder Biofeedback angebracht, aber sie lösen das Thema des alles durchdringenden Schmerzes nicht in der Tiefe. Eine wirkliche Bewegung kann erst stattfinden, wenn sich die Identifikation mit dem Schmerz löst. Das geht nicht mit dem Willen oder dem Intellekt, denn hier sind viel tiefere Bewusstseinsschichten beteiligt, die das Ich in der Identifikation binden.

Wer bin ich, wenn der Schmerz bleibt?

Das wird deutlich bei einer Patientin, die seit drei Jahren unter einer Schmerzkrankheit litt, für die schulmedizinisch keine Gründe zu finden waren. Die Entwicklung dieser Schmerzkrankheit verlief parallel zu einer Lebenssituation, in der die sehr leistungsbewusste und erfolgreiche Frau viel Kraft für ihren erkrankten Mann, ein zu bauendes Haus und einen unsicheren Arbeitsplatz aufbringen musste. Dieser Raubbau an ihren Kräften schwächte ihr Immunsystem mit den Folgen einer rezidivierenden Nasennebenhöhlenentzündung, für die sie über Monate mehrfach Antibiotika bekam. Erschöpfung, Zusammenbruch der Abwehrkräfte und die schädigende Wirkung durch die wiederholte Gabe von Antibiotika sind eine immer häufigere Trias für das Auftreten vieler Krankheiten, die sich heute neu zu entwickeln scheinen. Da solche Krankheiten für die Schulmedizin wegen ihres strukturellen und mikrobenorientierten Krankheitsverständnisses nicht klassifizierbar sind, werden sie allzu leicht wegen mangelnder Erklärungsmöglichkeiten ignoriert. Dazu zählen neben chronischen Schmerzen Krankheiten wie das chronische Müdigkeitssyndrom oder auch die Fibromyalgie.

Neben der Schmerzkrankheit litt die Patientin seit der Pubertät unter sehr starker Migräne, die sie tagelang an Haus und Bett fesselte. In den letzten drei Jahren führte sie einen ständigen Krieg mit Ärzten, Behörden, ihrer Rentenversicherung, Gutachtern und vielen anderen mehr. Meist ging es darum, sich Glaubwürdigkeit zu verschaffen. Vom Wesen her war die Patientin eine kämpferische Frau, mit der es andere nicht immer leicht hatten. In ihren Augen sah man viel Unzufriedenheit, Kampf und Traurigkeit.

Einmal sagte ich zu ihr: »Was wäre wohl, wenn die Schmerzen, die jetzt zwar schon weniger geworden sind, und die Schwäche, die noch immer da ist, blieben, wenn sie einfach zu Ihrem künftigen Leben dazugehören würden? Was bliebe von Ihnen übrig? Wer wären Sie mit diesen Schmerzen?« Die Frage durfte einfach einsinken – ohne Erwartung auf eine schnelle Antwort. Ziel war nicht eine Antwort, es ging einfach darum, die Frage in der Schwebe zu halten.

Sie sprach dann von dem Bild, das sie von sich habe: fröhlich, stark, leistungsfähig zu sein und alles machen zu können, was sie wolle. Das sei ihr Ziel. Das wolle sie wieder erreichen. In der Tat setzte sie alles, was ihr möglich war, für dieses Ziel ein. Sie reiste sogar alle paar Wochen über viele hundert Kilometer zu mir für dieses Ziel. Ich sagte: »Es kann sein, dass Sie Ihr Ziel nicht mit dem Willen erzwingen können, es nicht erkämpfen können. Den Fokus auf das immer Gesunde in Ihnen auszurichten ist zwar wichtig, aber gesund zu werden liegt in letzter Instanz nicht in unserer Hand. Wir müssen diesen Wunsch auch immer wieder an das, was größer ist als wir selbst, abgeben.«

Solange die Patientin um ihr Selbstbild kämpft, wie sie wieder sein will, akzeptiert sie ihr Leben, so wie es gerade jetzt ist, nicht. Damit entzieht sie dem Leben, das immer nur jetzt, niemals irgendwann in der Zukunft ist, alle Lebenskraft. Um gesund zu werden, braucht es aber alle verfügbare Lebenskraft. Lebenskraft fließt auch im physischen Bewusstseinsfeld, das den Körper wiederherstellt. Der Kampf gegen den Ist-Zustand unterminiert die Lebensenergie, nimmt fortwährend Kraft, die in den Kampf, das heißt in das Nicht-Akzeptieren fließt anstatt in die Heilung. Unfrieden und Kampf verstärken nicht nur die Krankheitssymptome, sondern sie sind im Fall der Patientin sogar der Hintergrund, auf dem sie überhaupt erst entstanden sind. Ihr Leben lang hat sie um ihre Existenzberechtigung gekämpft, fühlte sich in der Familie nicht gewollt und verstanden und entwickelte so ein Muster von Leistung und Erfolg: »Ich werde es allen zeigen.« Zu innerem Frieden zurückzufinden hieße, ihr Leben, wie es gerade ist, anzunehmen, nicht abzuwerten und wegzuwerfen. Es ist das Leben, das sie hat, es ist das einzige, das in diesem Augenblick existiert. Wirft sie es weg, gibt es kein Leben, und ohne Leben keine Chance auf Heilung.

Zwei Punkte wurden für ihr Gesundwerden wichtig. Der eine:

Herauszufinden, was oder wer sie war, auch mit ihren Symptomen und Schmerzen: Bin ich tatsächlich die Schmerzen? Oder ist der Schmerz nur eine Facette meines gegenwärtigen Seins, aber mein Leben viel umfassender als gerade nur dies? Ist es möglich, mich als ganzer Mensch zu fühlen, der die Fülle des Lebens spürt, auch wenn ich Schmerzen habe? Hängt meine Ganzheit von einem Symptom ab, oder gehört nicht auch der Schmerz in meine Ganzheit hinein? Kann und darf ich den Schmerz aussperren, ohne meine tiefste Ganzheit und Unversehrtheit zu verlieren? Ist es nicht erst die Zerstückelung in ein Ich und den Schmerz, durch die ich meine Ganzheit und Unversehrtheit verliere und was mich aus meiner Kraft wirft?

Der andere Punkt ist ein einfacher Satz: »Ich habe nichts gegen das, was ist.« In der tiefsten Annahme dessen, was ist, liegt das Wesen jeder Heilung. Auf jeder Ebene. Das, was ist, ist das Leben. Zu bekämpfen, was ist, heißt, das Leben zu bekämpfen. Es ist gerade dieser Augenblick, in dem sich das Leben in seiner ganzen Fülle entfaltet. Manchmal ist es Schmerz, manchmal Freude, manchmal Lust, manchmal Hunger, manchmal Sehnsucht, manchmal Regen, manchmal Sonnenschein, manchmal ... Mit dem einverstanden zu sein, was ist, heißt, das Leben anzunehmen, wie es ist.

Das bedeutet nicht Fatalismus. Wenn das, was ist, mir ein Signal zu einer Änderung gibt, dann ist es das, was ist: Änderung. Wenn ich krank bin, ist es das, was ist. Wenn ich gesund werden will, ist es das, was ist. Daraus kommt ein nächster Schritt. Ich gehe zum Arzt. Fühle ich mich verstanden und er kann mir helfen, ist es das, was ist. Erfahre ich, keine wirkliche Hilfe zu bekommen und nicht als Mensch gesehen zu werden, dann ist auch diese Erfahrung das, was ist. Daraus kommt ein nächster Schritt, sich ergebend aus dem vorherigen, aus dem inneren Impuls. Er steht immer in Verbindung mit mir selbst und der Situation. Das Leben ist im Grunde einfach. Es lässt sich nicht zwingen. Im Fluss des Lebens zu sein heißt, Akzeptanz zu leben gegenüber allem, was ist. Jeder Schritt führt zu einem neuen weiteren Schritt.

In den folgenden Wochen lösten sich bei der Patientin viele der äußeren und inneren Kriegsschauplätze. Es kehrten mehr Zufriedenheit, Gelassenheit und Freude in ihr Leben ein. Die Kräfte konnten wieder wachsen und die Schmerzen weiter abklingen.

Eins mit der Rose

Wie sehr sich die Änderung des Blickwinkels auswirken kann, wenn man beginnt, sich der Inhalte, mit denen wir uns identifizieren, bewusst zu werden und zu erkennen, was an innerem Frieden, Weite und Offenheit möglich ist, erzählt die Geschichte einer anderen Patientin.

Seit ihrer Kindheit litt sie unter starker Migräne. Sie lebte ständig in einem inneren Unfrieden wegen ihrer beruflichen und finanziellen Situation, die sie völlig ablehnte, und erlebte sich als ohnmächtig und durch die äußeren Umstände bestimmt. So führte sie einen steten inneren Kampf gegen ihre Lebenssituation, den sie aber ihrer Überzeugung nach auch nie gewinnen konnte. Ihr Körper drückte diesen Konflikt durch Migräne, Rückenschmerzen und Verdauungsprobleme aus. In der Behandlung – wir führten eine Akupunktur durch – gelang es ihr ein wenig, sich ihre Verwicklungen anzuschauen und ihre Lebenssituation nicht mehr so stark abzulehnen. Als sie entgegen ihrer lebensskeptischen Einstellung begann, sich eine neue

Perspektive vorzustellen und sie sich auch zu erlauben, da machte sie einen Quantensprung. Bevor sie wieder nach Hause abreiste, schrieb sie mir folgenden Brief:

»Als ich meine Ferienwohnung bezog, stand eine kleine Vase mit einer Rose auf dem Tisch. Die Blüte war fest verschlossen. Im Lauf der nächsten Tage, während ich in Ihrer Behandlung war, entfaltete sich die Blüte mehr und mehr, bis sie schließlich stolze siebzehn Zentimeter im Durchmesser maß und einen betörenden Duft verströmte.

Nie habe ich eine schönere Rose gesehen. Und wie ich ganz versunken die Schönheit dieser Blume betrachtete, fühlte ich mich plötzlich eins mit ihr. Sie wird bald vergehen. Eins nach dem anderen werden ihre Blütenblätter zu Boden fallen.

Doch ich will weiter wachsen, blühen, sein und mich an meiner eig'nen Schönheit freu'n.«

Durch diesen neuen Blick auf ihr Leben, durch diesen Perspektivwechsel hatte sie eine tiefe Erfahrung der Einheit und damit des Lebens machen können. Sie erfuhr sich als ganz, nicht wie sonst als zerstückelt. Die Schönheit und die Liebe, selbst zu erblühen, waren ihr zur Perspektive geworden. Und alles war und ist in ihr selbst.

Jenseits von Identifikation

Wer ist der Mensch in der Tiefe seines Wesens? Wohin öffnen wir uns, wenn wir die Ebene des konditionierten Ichs überschreiten? Welche Bedeutung hat das für unsere Gesundheit und unseren Heilungsprozess?

Kann man nicht mehr sagen: »Ich bin der oder die«, dann löst sich die Identifikation auf und unsere Grenzen werden weiter. Das ist ein Prozess der Bewusstseinserweiterung. Da ist nichts, was nicht schon immer da gewesen wäre. Es ist nur, dass wir zu erkennen beginnen, was unsere wirkliche Natur jenseits des Ichs ist. Wenn wir das Ich mit einem Haus und einem Gartenzaun darum vergleichen, dann setzen wir in diesem Prozess den Gartenzaun von Mal zu Mal etwas weiter vom Haus weg. Bis letztendlich keine Begrenzung mehr da ist. Dann offenbart sich die tiefere Dimension unseres Seins. Da gilt nicht mehr: »Ich bin dies oder das«, da ist nur ein ICH BIN – ein Zustand des Seins, der weit über das persönliche Ich hinausgeht.[62]

Die Tiefe unseres Wesens ist still. Jenseits des konditionierten Ichs ruhen wir im einfachen Sein, das im Universellen aufgeht.

Das Sein ist einfach. Das Sein des Menschen – sein Wesen – ist, was es schon immer war, ist und sein wird. Ganz und vollkommen von Anbeginn. Das leere Blatt Papier, das wir am Beginn unseres Lebens zu sein scheinen, birgt in sich die Fülle unseres Seins, die Fülle dessen, was wir in Wahrheit sind. Vielleicht ist es einfach nur das Leben selbst, der Strom des Lebens, unbeschnitten von jeder Konditionierung, so wie wir gemeint sind, nicht so, wie wir meinen, sein zu müssen. Heißt es nicht so treffend: Alle sind als Originale geboren, aber die meisten enden nur als Kopien?[63] So wie mich die Schöpfung gemeint hat, in dieser Einzigartigkeit, das ist mein Wesen. Das ist das Wesen eines jeden Menschen. Das ist nicht endliches Sein, das ist zeitloses, raumloses Sein, zu dem wir gerade immer jetzt Bezug nehmen können. Nicht gestern und nicht morgen – jetzt.

Menschen können mit dieser Ebene spontan in Berührung

kommen, wie die Patientin, die sich als eins mit der Rose erlebt hat. Im ICH BIN, im einfachen Sein, gibt es keine Trennung, da ist das Leben eins. Andere erfahren die Einheit des Seins, wenn die Gedanken still werden, der trennende Verstand in der Meditation zur Ruhe kommt. Durch Sammlung und Konzentration unserer Gedankenkraft oder durch die vollständige Entleerung unseres Verstandes von jeglichem Gedanken in Stille.

Erfahrung einer heilenden Wirklichkeit an der Grenze

Einschneidende, krisenhafte Momente des Lebens können ebenfalls in die Tiefe des Seins und die Weite des Bewusstseins führen. Das kann z.B. durch schwere Krankheit, Schmerzen oder den Tod geschehen. Menschen, die durch einen Unfall oder eine Operation bereits klinisch tot waren und dann erfolgreich reanimiert werden konnten, berichten von anderen Bewusstseinszuständen. Menschen mit Nahtoderfahrungen erzählen von außerkörperlichen Erfahrungen, in denen ihr beobachtendes Bewusstsein z.B. über der Unfallstelle schwebte oder sie gleichzeitig in verschiedenen Räumen sein konnten.

Die Geschichten von Menschen, die an der Grenze zwischen Leben und Tod standen und wieder ins Leben zurückkommen durften, gleichen sich ungemein. Der Übergang in die andere Dimension unserer Existenz scheint sich überall auf der Welt mit vergleichbaren Erfahrungen zu vollziehen. Seit etwa zwanzig Jahren gibt es die wissenschaftliche Erforschung der Nahtodphänomene, die unter anderem mit *Raymond Moody* und *Elisabeth Kübler-Ross* und in Deutschland mit *Bernard Jakoby* weltweit Exponenten gefunden hat. Eines der Phänomene am Übergang, das von fast allen beschrieben wird, ist die Erfahrung von Licht und einer unbeschreiblichen Liebe. Typischerweise haben die betroffenen Menschen nach dieser Erfahrung jede Angst vor dem Tod verloren, und die Einstellung zum Leben und ihren Lebenszielen verändert sich nachhaltig.

Der in San Diego lebende Arzt, Autor und spirituelle Lehrer *Deepak Chopra* berichtet von einem Patienten mit einer solchen Nahtoderfahrung: Der Patient arbeitete auf seinem Dach mit einem Stromkabel. Er bekam einen Stromschlag mit 12000 Volt, was sein Herz unmittelbar ins Flimmern brachte, und er stürzte tot vom Dach. Als er auf dem Boden aufschlug, war es diese Erschütterung, die sein Herz wieder zum Schlagen brachte, so wie wenn man mit der Faust auf die Brust eines Menschen schlägt, um sein Herz wieder in Gang zu bringen. Der Mann kam unter lebensrettenden Maßnahmen sofort auf eine Intensivstation und überlebte. Auf dem Transport sagte er: »Mein Geist ging immer in diese Lücke zurück.« Er nannte diesen Vorfall, diesen Moment, in dem sein Herz stillstand, Lücke. Auf die Frage, was es mit dieser Lücke auf sich hatte, antwortete er: »Dort war reine, grenzenlose Freude. Es war reine Glückseligkeit.« Ob er sich dessen bewusst gewesen wäre? Er sagte: »Oh ja, ich war mir dessen bewusst. Es war mir bewusst, dass ich bewusst war. Es war reines Gewahrsein. Das Einzige, was ich sagen konnte, war: ICH BIN. Ich bin nicht dies, ich bin nicht jenes, einfach ICH BIN. Es war die Erfahrung meiner eigenen Unsterblichkeit, die Erfahrung der Ewigkeit. Es war die Erfahrung von Glückseligkeit, von reiner Freude. Ich ging dermaßen darin auf, dass ich realisierte, dass alles andere nur ein Konzept ist. Und ich wurde ein für alle Mal, total und gänzlich dieses Ding los, das die Menschen Angst nennen.«[64]

Den Fokus auf das richten,
was im Menschen ganz und heil ist

Weitet sich unser Bewusstsein in diese Dimension, dorthin, wo wir reines Sein sind, ohne Verwicklungen, ohne Ängste, einfach nur Liebe, dann lösen und relativieren sich all jene Dinge, die aus den Schichten unseres Ichs stammen. Darin liegt größte Freiheit. Das heißt nicht, dass es deswegen keine Krankheit oder keine Probleme mehr gäbe. All diese Dinge existieren weiter, denn die Welt der Dualität ist die Welt, in der wir leben. Aber die Beziehung zu den Problemen, die Beziehung zu unseren Krankheiten, die Beziehung zu unseren Ängsten – sie ändern sich radikal. Wir erleben und sind frei.

Für Menschen, die in heilenden Berufen arbeiten, hat dies eine radikale, im eigentlichen Wortsinn an die Wurzel gehende Konsequenz für ihre Arbeit. Wenn man einmal erkannt hat, dass die äußere Erscheinung eines Patienten, seine Liebenswürdigkeit oder seine Unausstehlichkeit, sein penibler oder sein achtloser Umgang mit der Gesundheit, seine »schlechten« Eigenschaften oder seine Tugenden der oberflächliche Ausdruck des Ichs durch seine Lebensprägungen sind, dann kann man beginnen, hinter die Fassade zu schauen. Sicherlich ist es nötig, auf Konflikte, Unzufriedenheit, mangelnde Lebensfreude, schlechten Umgang mit sich und seinen Mitmenschen einzugehen, aber wir tun dies nicht mit Blick auf das äußere Drama, sondern der heilende Fokus liegt auf dem einzigartigen, immer heilen Wesen des Menschen – auf dem, was in jedem Menschen von göttlicher Natur ist. Das ist der Ort, von dem aus Heilung geschieht.

Unser Sein, das ICH BIN, ist der Ort, an dem wir mit dem ganzen Universum in Verbindung stehen. Hier haben wir Anteil am gesamten Wissen des Universums. Jenseits des konditionierten Verstandes haben wir Zugang zu einem inneren Wissen, das nicht gelernt werden kann, das aber immer zur rechten Zeit am rechten Ort in der rechten Situation verfügbar ist. Dieser Bewusstseinsraum ist die Quelle für Intuition, Inspiration und Sensitivität, die Quelle, der wir unsere Fragen und unsere Bitten stellen können, von der wir Antwort erhalten, wenn die Gedanken still werden, denn diese Antworten sind keine Antworten des Intellekts, sondern Impulse von irgendwo.

Dieses Irgendwo ist ein Ort des Nicht-Wissens. Was wissen wir über den Ursprung des Seins, über die Quelle des ICH BIN? Hier beginnt das Geheimnis, das *Ramana Maharshi* als das ICH-ICH bezeichnet – das Absolute. Da kann man nichts mehr sagen, hier fehlen die Worte. Alles und nichts, Fülle und Leere, Anfang und Ende – *es* liegt jenseits von all dem.

Nicht-Lokalität in der Medizin

Heilung jenseits von Raum und Zeit

In der konventionellen Medizin und der Komplementärmedizin ist die direkte Anwesenheit des Patienten für Diagnostik und Therapie erforderlich. Der Patient kommt in die Sprechstunde, wird befragt und untersucht, bekommt ein Rezept oder eine Injektion, ein ärztliches Gespräch wird geführt, was auch immer. Patient und Arzt sind beieinander, haben Kontakt, und die Behandlung spielt sich mehr oder weniger direkt zwischen Arzt und Patient ab. Begegnung und Behandlung finden im selben Raum und zur selben Zeit statt.

Jenseits des konventionellen Verständnisses der Medizin hat es aber schon immer auch eine nicht-lokale Dimension in der Heilungsbeziehung gegeben, bei der Diagnostik und Therapie das gewohnte Raum-Zeit-Setting überschreiten.

Zu diesem Bereich gehören unter anderem Eigenschaften wie Sensitivität und Intuition – unerlässliche ärztliche Fähigkeiten, die sich nicht mit dem alten Paradigma der konventionellen Medizin erklären lassen. Trotz unserer weitentwickelten technologischen, computergestützten Medizin scheinen wir nicht ohne diese äußerst subjektiven Fähigkeiten auszukommen und greifen immer wieder bewusst oder unbewusst auf sie zurück.

Kein PC und keine Technologie können jemals unseren sechsten Sinn ersetzen. Ich weiß noch genau, wie ich als Assistenzarzt an der Universitätsklinik meinen Lieblingsprofessor für seinen grandiosen Instinkt bewunderte. Er hatte eine unbestechliche Spürnase, wenn es darum ging, beim Patienten auf der richtigen Fährte zu sein, ohne gleich den ganzen, zum Teil auch riskanten technischen Diagnostikbetrieb in Gang zu setzen. Seine Treffsicherheit beeindruckte mich tief. Er war ein Arzt von altem Schrot und Korn und doch mit den modernsten Entwicklungen der Medizin bestens vertraut. Er wurde schnell mein klinisches Vorbild. Und es war nicht selten, dass ich beim Abschauen und Lernen mit ihm in einen kleinen Wettkampf trat. Unter seinem wohlwollenden Blick schulte sich meine Intuition.

Sensitivität und Heilung

»Die Intuition ist ein göttliches Geschenk, der denkende Verstand ein treuer Diener. Es ist paradox, dass wir heutzutage angefangen haben, den Diener zu verehren und die göttliche Gabe zu entweihen«, sagte *Albert Einstein.*

Sensitivität und Intuition kommen aus dem Einschwingen in einen Bewusstseinsraum jenseits des Verstandes. Ein Raum ohne Grenzen, ein Raum, in dem alle Informationen, die wir brauchen, zu jeder Zeit zugänglich sind. Das Bewusstsein jedes einzelnen Menschen ist stets mit der gesamten universellen Intelligenz verbunden.

Manchmal äußert sich Sensitivität als eine innere Stimme. Manchmal als ein »Gefühl« für einen Zusammenhang, eine Ahnung von etwas, ein unerklärlicher, spontaner Impuls, etwas zu tun oder zu lassen. Intuition hat die Qualität der Durchlässigkeit. Somit kommt sie am stärksten zum Vorschein, wenn man eine Frage, ohne nachzudenken, einfach im Raum schweben lässt, ohne ein bestimmtes Ergebnis vorwegnehmen zu wollen, ohne irgendeine Voreinstellung oder vorgefasste Meinung. Dieses Schwebenlassen überlässt die Frage dem Raum eines umfassenderen Bewusstseins, einer anderen Intelligenz als dem Verstand.

Demselben Bewusstseinsraum entspringen sensitive Fähigkeiten wie Hellsichtigkeit, Telepathie oder Präkognition. Jede Form von Sensitivität und Intuition wirkt unabhängig von Raum und Zeit.

Ist jemand hellsichtig, dann kann er oder sie etwas von jemandem wissen oder erfahren, der nicht anwesend ist. Die Hellsichtige *Anouk Claes* »sieht« z. B. Themen, Gefühle und die Geschichte von Menschen, die nicht anwesend sind und die sie nicht kennt. Sie arbeitet mit dem Schweizer Psychiater *Jakob Bösch* zusammen. Meist sind sie in den therapeutischen Sitzungen viele Kilometer weit voneinander entfernt am Telefon, wobei die hellsichtige *Claes* die Patienten weder kennt noch sieht. Die Treffsicherheit ihrer Analysen und die daraus resultierenden Hinweise zur Lösung der Fragestellungen sind frappierend.[65]

Diese Phänomene und Arbeitsweisen sind auch andernorts beschrieben worden, z. B. in der Zusammenarbeit der sensitiven Amerikanerin *Caroline Myss,* Religionswissenschaftlerin mit der Fähigkeit der intuitiven Erfassung der Ursachen von Krankheiten, mit dem amerikanischen Neurochirurgen *Norman Shealy,* der Akupunkteur und Schmerztherapeut ist. Ihre Arbeit haben sie in dem gemeinsamen Buch »Auch du kannst heilen« beschrieben.[66]

Raum- und zeitlose Dimension der Sensitivität

Sensitive Fähigkeiten sprechen dafür, dass das individuelle Bewusstsein die Fähigkeit besitzt, offen im Raum des unpersönlichen, universellen Bewusstseins zu schwingen und dies dann auf die Ebene des bewussten, reflektierenden Verstandes zu bringen. Der Neurophysiologe *Günter Haffelder* hat, wie bereits erwähnt, diese Bewusstseinszustände mittels Frequenzanalysen des EEGs den langsam schwingenden Hirnaktivitäten des Theta-Bereichs zuschreiben können.[67] Sensitive Menschen haben einen dominanten Zugang zu diesem Bereich, der bei »normalen« Menschen durch die Aktivität des Verstandes mit seinen schnellen Beta-Wellen überdeckt ist.

Sensitivität und Intuition haben mit dem Empfangen von Informationen zu tun, und dies erweckt die Vorstellung von Sender und Empfänger. Versucht man gemäß der linearen Vorstellungswelt, das Phänomen der Telepathie zu erklären, dann muss das alte Newton-cartesianische Wissenschaftsparadigma passen. Wie soll Information von einem Ort zum anderen gelangen, ohne dass etwas im Raum transportiert wird? Die technische Welt arbeitet mit diesen Phänomenen ganz selbstverständlich, auch wenn sie sie nicht erklären kann. Jede

Form drahtloser Datenübertragung lässt Fragen offen, die die klassische Physik nicht beantworten kann, aber in der Praxis funktioniert sie: Man kann mit dem Handy drahtlos von Berlin nach Paris telefonieren. Niemand findet das verwunderlich – obwohl die klassische Physik das nicht wirklich erklären kann. Wie ist es z.B. möglich, dass die Übertragungswellen wissen, an welchem Handy sie andocken sollen, angesichts der Tatsache unendlich vieler Informationen, die durch den Äther schwirren? Da sind unzählige Wellen und Informationen gleichzeitig, aber das Telefonat weiß, an welcher kleinen Antenne eines anderen Handys es ankommen soll. Das ist eigentlich unvorstellbar, und dennoch ist die Technik dazu in der Lage, ohne es selbst verstehen zu können. Heute ist die Menschheit in der Lage, technisch die umwälzendsten Dinge zu tun, ohne dabei im Einzelnen immer zu wissen, was sie tut.

In der Newton-cartesianischen Welt gehen wir von der räumlichen Trennung von Sender und Empfänger aus, in der Welt der Quantenphysik von einem gemeinsamen Feld, in dem Sender und Empfänger weder räumlich noch zeitlich voneinander getrennt sind. Der Informationsaustausch geschieht in der Aufhebung der Trennung in Raum und Zeit. Damit nehmen Sender und Empfänger quantenphysikalisch gesehen den gleichen Raum ein. Genauso kann man sich die Phänomene der Hellsichtigkeit, der Gedankenübertragung und der Fernheilung vorstellen, bei denen die Raum-Dimension aufgehoben ist, oder der Präkognition, bei der es keine lineare Zeit gibt.

Übertragung von In-formation im Bewusstseinsfeld

In einem nicht-lokalen, das heißt räumlich nicht getrennten Bewusstseinsfeld kann nicht nur Information empfangen, sondern ebenso vermittelt werden. Im medizinischen Kontext geht es hier um die Übertragung von Heil-In-formation. Die Arzt-Patienten-Begegnung ist ein Bewusstseinsfeld, in dem Heil-Information zum Tragen kommt. Ich bezeichne das als heilendes Feld. Es ist ein Feld ohne Raum und Zeit und schöpft aus dem Meer der Möglichkeiten vor der Form, um Form in gesunder Weise zu rekreieren. Das heilende Feld ist ein Bewusstseinsraum, und heilende In-formation ist In-formation im Bewusstseinsfeld und damit immaterieller oder vormaterieller Natur.

Nicht-lokale Wirkungen des Bewusstseins, das heißt Wirkungen ohne direkte Manipulation auf entfernte Objekte oder Lebewesen, sind in den vergangenen Jahren bei für diese Fragen offenen Wissenschaftlern intensiver Forschungsgegenstand gewesen, mit zum Teil verblüffenden Ergebnissen, die die konventionelle klassische Wissenschaft und Medizin in Unruhe versetzen.

PEAR-Studie

So konnte gezeigt werden, dass das menschliche Bewusstsein Materie beeinflussen kann. Eines der berühmtesten und inzwischen weltweit wiederholten und auch bestätigten Experimente ist an der Princeton University durchgeführt worden. *Robert Jahn,* Professor für Physik, und die indianische Forscherin

Brenda Dunne, damals noch Physikstudentin, überprüften die Möglichkeit, ob der menschliche Geist Maschinen beeinflussen könne.[68] *Jahn* selbst war Wissenschaftler in der Aeronautik und fragte sich, ob der Mensch nicht unwissentlich auch auf Maschinen geistig Einfluss nehme. Die Experimente sind unter dem Kürzel PEAR (Princeton Engeneering Anomalies Research) bekannt geworden. Man setzte ganz normale Menschen an einen Computer, einen Zufallsgenerator, der in beliebiger Abfolge die Zahlen 0 und 1 »würfelt«. Nach der statistischen Wahrscheinlichkeit sollte es genauso viel Nullen wie Einsen geben, wenn nur oft genug gewürfelt wird. Die Wahrscheinlichkeit liegt also bei 50:50. Die Frage war: Ist es möglich, die Wahrscheinlichkeit dadurch zu ändern, dass ein Mensch sich von der Maschine mehr Einsen als Nullen wünscht? Das Ergebnis war verblüffend: Das Zahlenverhältnis konnte tatsächlich zugunsten der gewünschten Zahl verändert werden. Der Grad der Veränderung war zwar nicht immens, aber dafür statistisch gesehen umso signifikanter. Es gibt weltweit keine Studie, die in ihrer Signifikanz – also in ihrer wissenschaftlich-statistischen Beweiskraft – höher liegt als diese Studie.

Interessanterweise zeigte sich, dass die Ergebnisse umso eindeutiger waren, je zugewandter sich der Proband der Maschine gegenüber zeigte, je entspannter er im Versuch war, je weniger zwingender Wille eingebracht und je mehr Freude und Offenheit gezeigt wurden. Diese »menschlichen« Qualitäten der Maschine gegenüber führten zu noch deutlicheren Resultaten. Wenn zwei Menschen gemeinsam den Versuch machten, dann war der Erfolg sogar um das Siebenfache größer, und wenn sich die zwei gut verstanden, eine Herz-zu-Herz-Beziehung hatten, dann kam es zu weiteren Steigerungen. Es ist schon erstaunlich, wie das Bewusstseinsfeld auf menschliche

Qualitäten wie ein gutes Gefühl zur Maschine, ein gutes und freundliches Gefühl zum Versuch, eine unangestrengte Atmosphäre und gute Beziehungen zwischen den Menschen reagiert.

Globale Bewusstseinsprozesse

Später wurde im Rahmen von PEAR ein elektronisches Gerät mit dem Namen Random Event Generator (REG) entwickelt, das ebenfalls auf der Basis von Zufallsgeneratoren arbeitet und zur Erforschung globaler Bewusstseinsprozesse (GCP – Global Consciousness Project) eingesetzt wird.

An vielen Orten über die ganze Welt verteilt stehen Zufallsgeneratoren, die im Normalfall eine Durchschnittsaktivität an Zufallsrauschen zeigen. All diese Zufallsgeneratoren sind über Computer zentral miteinander verknüpft. Nun konnte man zeigen, dass, wenn irgendwo auf der Welt ein Ereignis stattfand, welches von großer globaler Bedeutung war und starke Emotionen hervorrief, die Aktivität dieser Generatoren eklatant und rapide anstieg. Das war beispielsweise der Fall beim Anschlag auf das World-Trade-Center am 11. September 2001, bei der Beerdigung von Prinzessin Diana am 6. September 1997, bei der Tsunami-Katastrophe im Dezember 2004 usw. Viele weitere Ereignisse sind im GCP inzwischen registriert und untersucht worden (Information finden Sie unter http://noosphere.princeton.edu oder unter www.psy.uva.nl/eJAP).

Neben den globalen Reaktionen auf die Ereignisse, die unabhängig von der Entfernung des Geschehens auftraten und damit ein nicht-lokales Phänomen darstellen, sprang etwas anderes sehr Merkwürdiges ins Auge. Der Anstieg der Aktivität im globalen Bewusstsein fand in der Regel bereits mehrere Stunden vor dem tatsächlichen Ereignis statt. Das würde bedeuten, dass die Menschheit unbewusst bereits schon vor dem Eintreffen eines Ereignisses von ihm Kenntnis hat. Im globalen Bewusstsein ist nicht nur das Phänomen der Entfernung aufgehoben, sondern ebenso das der Zeit. Diese Fähigkeit der Präkognition hat ganz offensichtlich jeder Mensch. Wir sind uns dessen nur meistens nicht bewusst. Auf einer normalerweise unbewussten Ebene ist der Mensch mit der raum- und zeitlosen Dimension des universellen Bewusstseins verbunden, in dem alle Ereignisse nicht-lokal und zeitungebunden enthalten sind. Das Bewusstsein jedes einzelnen Menschen ist Teil des ungeteilten, globalen universellen Bewusstseins. So steht jeder Mensch in Verbindung mit dem Bewusstsein der gesamten Menschheit. Das bedeutet auch, dass jede Bewusstseinsentwicklung im einzelnen Menschen einen Beitrag zum globalen Bewusstsein der Menschheit leistet. Wir existieren nicht getrennt.

In-formierte Wasserkristalle

Dass das menschliche Bewusstsein in der Lage ist, Materie zu beeinflussen, zeigen auch die Arbeiten des Japaners *Masura Emoto*:[69] Wasser hat eine bestimmte Molekularstruktur. Wie sich die Moleküle anordnen, hängt nach den Arbeiten von *Emoto* von der Atmosphäre ab, der das Wasser ausgesetzt ist. Im Dunkelfeld-Mikroskop betrachtet, fügen sich die einzelnen Wassermoleküle zu sehr unterschiedlichen Mustern zusammen. In seinen Experimenten setzt *Emoto* reines Wasser verschiedenen Bedingungen aus: liebevolle Gedanken an das

Wasser schicken oder Dankbarkeit ausstrahlen; Wasser wird einer Atmosphäre von Freude oder von Beschimpfungen ausgesetzt; Wasser bekommt eine Mozart-Sonate zu »hören« und vieles mehr. In einer Freude, Wärme und Geborgenheit vermittelnden Stimmung, in einer Dankbarkeit und Liebe ausstrahlenden Atmosphäre bildeten die Wassermoleküle wiederholbar sehr harmonische Muster. Für jede Gefühlsstimmung gibt es spezifische Muster. Bei Missstimmungen und Dissonanzen kommt es zu chaotischen und ungeordneten Formationen der Wassermoleküle, als würden sie unter der Disharmonie »zu leiden haben und ihren Unmut ausdrücken«.

Emoto zeigt eindrücklich in einfacher, bildhafter Weise, welchen Einfluss das menschliche Bewusstsein und die emotionale Atmosphäre auf Materie hat. Wenn man dann noch bedenkt, dass wir zu neunzig Prozent aus Wasser bestehen, und Wasser sozusagen die Matrix und das alle Strukturen verbindende Medium in uns ist, in den Geweben, im Zwischenzellraum und in den Zellen selbst, dann kann man sich fragen, was wir uns antun, wenn wir in Stress und Unfrieden leben. Die Liebe verursacht eines der harmonischsten Muster in den Wassermolekülen. Das superdichte, fast zeitlos In-formationen leitende Medium des universellen Quantenfeldes ist ebenso ein alles verbindendes Medium. In welcher Harmonie schwingt wohl das Universum, wenn in ihm Liebe ist. Oder hat vielleicht dieses Medium einfach den Geschmack der Liebe? Ist die Grundsubstanz unseres Universums und damit allen Lebens nicht vielleicht Liebe?

Nicht-lokale Wirkung des Bewusstseins auf Menschen und andere Organismen

Der berühmte persische Arzt *Avicenna* (980–1037 unserer Zeitrechnung) sagte: »Die Vorstellungskraft eines Menschen kann nicht nur auf seinen eigenen Körper einwirken, sondern sogar auf andere, selbst weitentfernte Körper. Sie kann diese verzaubern und verändern, sie krank machen oder sie wieder gesund werden lassen.«[70]

Welchen Einfluss das Bewusstsein auf unseren Körper hat und wie weit es über die Grenzen des Körpers hinausreicht, wurde 1993 in einer Studie der United States Army Intelligence and Security Command, eines Nachrichtendienstes des US-Militärs, an Soldaten untersucht. Man entnahm der Mundschleimhaut weiße Blutkörperchen, reicherte sie im Reagenzglas an und maß die elektrische Aktivität dieser Leukozyten in einem Polygraphen. In einem Nebenzimmer zeigte man der Versuchsperson, von der die Leukozyten stammten, Gewaltvideos. Während sich der Soldat diese Gewaltszenen anschaute, registrierten die Forscher einen außergewöhnlichen Anstieg der elektrischen Leukozyten-Aktivität.

In einem nächsten Versuchsschritt vergrößerte man den Abstand zwischen der Versuchsperson und den Zellen seiner Mundschleimhaut bis zu 75 Metern. Auch in dieser Entfernung war die Aktivitätssteigerung noch bis zu zwei Tagen nach dem Anschauen der Videos nachweisbar. Die Änderung der Bewusstseinsverfassung der Soldaten konnte offenbar eine Distanz von 75 Metern überbrücken. Auch das Bewusstsein ganz normaler, nicht etwa besonders sensitiver Menschen, kann also offensichtlich über größere Distanzen wirken.

In einer weiteren großen Übersichtsarbeit, einer Metaanalyse von über 131 Einzelstudien, konnte *Dean Radin* vom Consciousness Research Institute der Universität Nevada in allen Studien nachweisen, dass das menschliche Bewusstsein stärker auf lebende Organismen einwirkte als z. B. die Schmerzmittel Aspirin und der Beta-Blocker Propanolol, die in zwei konventionell durchgeführten, multizentrischen Studien untersucht wurden.[71] Man hatte aus ethischen Gründen sogar die konventionellen Studien vorzeitig abgebrochen, da man nicht der Hälfte der Versuchspatienten ein nachweislich wirksames Mittel vorenthalten wollte. Wenn der Effekt des Bewusstseins auf lebende Organismen wesentlich stärker sein kann als die Gabe von Arzneimitteln, wie in dieser Metaanalyse gezeigt, wie verträgt es sich dann ethisch, auf diagnostische Möglichkeiten wie die Sensitivität und therapeutisch auf Möglichkeiten wie Fernheilungen, heilende Gebete und tiefer gehende Bewusstseinsarbeit zu verzichten?

Entscheidet das Bewusstsein zwischen gesund und krank?

Welche Wirkung das Bewusstsein auf die Entscheidung zwischen der Entfaltung von Gesundheit oder Krankheit hat, ist unter anderem in einer aufschlussreichen Studie von *Herbert Specter* vom National Institute of Health aufgezeigt worden.[72] In diesem Experiment wurde Mäusen das Medikament

Poly-A-c injiziert, das das Immunsystem stärkt. Gleichzeitig bekamen sie Kampfer zu riechen. Nach einiger Zeit begannen die Mäuse automatisch ihr Immunsystem zu stimulieren, nur wenn sie Kampfer rochen. In einem zweiten Versuchsteil spritzte man Mäusen das Arzneimittel Cyclophosphamid, das in der Krebstherapie verwendet wird und das Immunsystem zerstört. Wiederum wurden die Tiere dem Geruch von Kampfer ausgesetzt. Nach einer Weile begannen die Mäuse allein beim Geruch von Kampfer ohne Cyclophosphamid ihr Immunsystem zu zerstören. Wir haben also zwei Gruppen von Mäusen. Die eine baut beim Geruch von Kampfer ihr Immunsystem auf, die andere zerstört es. In weiteren Versuchen entwickelte die Gruppe, die beim Geruch von Kampfer ihr Immunsystem zerstörte, unter krebserregenden Substanzen Tumoren oder unter künstlich herbeigeführter Infektion mit Pneumokokken eine Lungenentzündung, die andere, die mit dem Signal Kampfer ihre Abwehr aufgebaut hatte, war gefeit und bekam weder Krebs noch eine Pneumonie. Was also macht den entscheidenden Unterschied zwischen diesen beiden Mäusegruppen aus? Es ist allein die Interpretation der Erinnerung an den Geruch von Kampfer.

Welche Relevanz haben diese Befunde für das Kranksein und für die Heilungsvorgänge im Menschen? Auch wir wiederholen unentwegt vorprogrammierte In-formationen aus der Erinnerung unseres Bewusstseins. Ist das innere Programm auf den krankhaften Prozess fixiert – so wie das Immunsystem von Mäusen mit dem Geruch von Kampfer die Einnahme eines Krebsmedikaments assoziiert –, dann werden die Signale unbewusst auf Krankheit gestellt. Unser Bewusstsein kann sich aber auch für die heilsame Variante entscheiden – Kampfer wird mit dem immunstärkenden Mittel assoziiert – und so ei-

nen Wendepunkt für die Krankheit in Richtung Heilung setzen. Das ist ein Akt des Bewusstseins in uns selbst. Es ist ärztliche Aufgabe, diesen Prozess zu initiieren und im Patienten
zu unterstützen. Ärzte und Ärztinnen können helfen, das Programm zu verändern, damit Gesundheit und Heilung greifen
können. Eine Medizin, die mit Angst arbeitet, die in erster Linie das Kranke und nicht das Gesunde und die Ressourcen im
Menschen sieht, leistet unwillkürlich der Krankheit Vorschub.
Hier liegt ein großes, noch weitgehend ungenutztes Potenzial
der Medizin.

Heilungsimpuls – Umpolung im Bewusstseinsfeld

Wie der Bewusstseinswandel zum Wendepunkt einer Krankheit werden kann, ist an der Geschichte der folgenden Patientin eindrücklich nachzuvollziehen:
Die über vierzigjährige Frau litt seit vielen Jahren an einer
chronisch-entzündlichen Erkrankung des Darms, einem Morbus Crohn. In der konventionellen Medizin gilt der Crohn als
lebenslange, destruktive Erkrankung, die schubweise verläuft
und bei der sich das Immunsystem der Patienten gegen den
eigenen Körper richtet. Die Patientin war, als sie das erste Mal
in meine Praxis kam, seit neun Monaten in einem akuten
Schub. Sie hatte täglich zwanzig Stuhlgänge wie Wasser, hatte
stark abgenommen, blutete aus dem Darm und war in einem
sehr verzweifelten Zustand. Sie wurde von der betreuenden
Universitätsklinik nach neuestem schulmedizinischen Standard behandelt und bekam schon über Monate hochdosiert
Kortison. Weil alles nichts half, wollte man ihr als ultima ratio
nun das Zytostatikum Methotrexat – ein starkes Krebsmittel –

geben. Instinktiv weigerte sich die Patientin, ein Mittel einzunehmen, welches das Immunsystem weiter unterdrückt und schwächt.

Das gab für sie den Ausschlag, mit der Frage nach Akupunktur zu mir zu kommen. Wir nahmen uns Zeit für ihre Geschichte, und sie konnte über ihre Gefühle und ihre Verzweiflung sprechen. Vor allem hatte sie Angst, ob sie dem Druck der Universitätsmediziner standhalten könne, wenn sie das Mittel nicht nähme, und sie war sich auch unsicher, ob ihre Verweigerung möglicherweise den Krankheitsverlauf nicht doch verschlimmern würde, wie man ihr es nicht ohne drohenden Unterton prophezeit hatte. Wir sprachen über ihre Zweifel und Zerrissenheit. Ich konnte und durfte ihr schließlich auch keine Versprechungen machen. Aber im Laufe vieler Jahre habe ich gelernt, auf die Selbstheilungskräfte der Menschen zu vertrauen, die zutage treten, wenn sie auf sich selbst hören. Insofern gebe ich jeder Behandlung einer Krankheit eine Chance. So stimmte ich am Ende des Gesprächs einer Akupunkturbehandlung, auf die sie so viel Hoffnung setzte, zu. Es könnte der Beginn eines Heilungsprozesses werden. Ihre Ängste und Zweifel wichen einer großen Hoffnung, einhergehend mit einer plötzlichen inneren Ruhe, als ich ihr vorschlug, in den nächsten vier Wochen einfach alles auf eine Karte zu setzen. Wenn wir den Eindruck hätten, die Akupunkturbehandlung würde nichts nützen, dann könnte sie den schulmedizinisch empfohlenen Schritt ja immer noch machen.

Wir konnten allerdings aus verschiedenen Gründen erst vierzehn Tage später mit der ersten Behandlung beginnen. Als sie dann in meine Praxis kam, war der Schub vorbei. Sie hatte normalen Stuhlgang, keine Blutabgänge und auch keine Bauchschmerzen mehr. Sie war überglücklich, denn wir hatten ja noch nicht einmal mit der Akupunktur begonnen. Sie sagte, es seien das Gespräch gewesen und das Gefühl, ganz und gar angenommen worden zu sein, die ihre Seele getragen hätten. Da habe sie sich fallen lassen können und das erste Mal seit Jahren das Gefühl gehabt, wieder gesund werden zu können. Und das ist, was tatsächlich geschah. Ihr Bewusstsein war in der Lage, die alten, auf Krankheit gepolten In-formationen zu löschen und die im Meer der Möglichkeiten ebenso vorhandenen heilsamen Impulse zu aktivieren. Dieser nun beginnende Heilungsprozess ist wie das erste Mal Kampfer riechen, wenn ich die Erfahrung von Gesundheit in Zusammenhang mit dem Geruch von Kampfer gemacht habe.

Das Bewusstsein setzt den Wendepunkt. Es ist genau genommen das gemeinsame Bewusstseinsfeld von Arzt und Patientin, das diesen neuen Impuls ins Leben ruft. Entscheidungen, etwas grundsätzlich zu ändern, kommen in der Regel aus dem Tal der tiefsten Verzweiflung und Hoffnungslosigkeit. Und hier ist eine Wende möglich.

Non Contact Therapeutic Touch

Für einen Heilungsprozess ist nicht die unmittelbare Anwesenheit oder Berührung des Patienten notwendig. *Dolores Krieger* hat in den siebziger und achtziger Jahren für die Krankenpflegeschulen in den USA eine neue Behandlungsmethode entwickelt, die inzwischen in über achtzig Ländern von über 120 000 Schülern und Schülerinnen erlernt wurde und praktiziert wird. Bei der als Non Contact Therapeutic Touch (NCTT) bezeichneten Methode hält der Behandelnde seine Hand über die zu behandelnde Stelle des Körpers, ohne dabei den Patienten zu berühren. Wichtig für die heilsame Wirkung ist die Heilungsintention des Behandelnden. Durch die ungeteilte Aufmerksamkeit auf den Heilungsprozess des Patienten wird bewusst und intentional ein Heilungsimpuls gesetzt.

Die Wirkungen dieser Methode sind durch mehrere große Studien belegt worden. Sie sind nicht etwa nur, wie man entgegenhalten könnte, bei psychosomatischen Krankheitsgeschehen nachzuweisen, sondern auch bei rein körperlichen Störungen. Dazu wurde eine Studie mit Studenten durchgeführt. Ihnen wurde unter lokaler Betäubung mit einem Biopsiemesser eine kleine Hautwunde im Oberarm gesetzt. Es gab eine mit NCTT behandelte Versuchsgruppe und eine Kontrollgruppe, die nur scheinbar behandelt wurde. Die Versuchspersonen mussten sich an eine Wand setzen, die ein Loch zum Nebenzimmer hatte, durch das sie ihren Arm hindurchsteckten. Auf der anderen Seite der Wand hielt nun der Behandelnde mit der entsprechenden Heilintention seine Hand über das zu behandelnde Areal. Die Patienten der Kontrollgruppe mussten ebenfalls den Arm in den anderen Raum stecken, aber bei ihnen wurde keine Behandlung durchgeführt, was sie allerdings nicht wissen konnten, denn die Studie wurde doppelverblindet durchgeführt: Die Patienten wussten nicht, ob sie behandelt wurden oder nicht. Die Ärzte, die die Studie vor Ort betreuten, dachten, es handle sich um eine Studie über die Wirkungen der Kirlian-Fotografie. Über einen Zeitraum von siebzehn Tagen wurde die Größenabnahme der Wunden als Parameter für den Heilungsverlauf bestimmt. Das Ergebnis war hochsignifikant. Alle mit NCTT behandelten Patienten hatten eine wesentlich schnellere Abheilung der Hautläsion als die nicht Behandelten. Während die Hautwunden bei über der Hälfte der Behandelten schon innerhalb von 17 Tagen abgeheilt waren, war dies in der Kontrollgruppe noch bei keinem einzigen der Fall.[73]

Diese Studie belegt zum einen einen nicht-lokalen Heilungsprozess, denn die Patienten wurden nicht berührt. Aber was nicht minder bedeutsam erscheint, ist, dass Heilungsprozesse die Intention zur Heilung brauchen. Das bedeutet, dass Ärzte und Ärztinnen mit ihrer ganzen Aufmerksamkeit präsent sein müssen, sich ihr ganzes Bewusstsein auf die heilende Arbeit ausrichten muss, sie wahrnehmen, dass da ein Mensch vor ihnen sitzt, der, wie sie selbst, nur in Liebe, Würde und Achtung gedeiht. Welche Möglichkeiten lässt uns da eine immer anonymer und schneller werdende Medizin, die den zeitlichen und finanziellen Rahmen für eine menschliche und heilsame Begegnung immer stärker einengt? Die Arbeit im heilenden Feld, die in der Essenz raum- und zeitlos geschieht, braucht auf der dualen Ebene der Begegnung von Arzt und Patient ein gewisses Maß an Raum und Zeit, um sich heilsam entfalten zu können.

Um Heilung beten

Das Gebet ist die ursprüngliche Form des Heilens. Heilen hat traditionell und interkulturell immer einen engen Bezug zum Religiösen und Numinosen gehabt. Darin kommt eine spirituelle Haltung zum Ausdruck, nach der die Quelle ärztlichen Wirkens nicht aus der Person kommt, sondern jedes heilende

Handeln sich aus einer universellen Essenz speist, durch die Heilung geschieht. Die Hybris der medizinischen Machbarkeitsvorstellung stützt sich auf die großen Leistungen und Erfolge in Forschung und Wissenschaft, lässt aber außer Acht, dass wir, je weiter und tiefer wir forschen, nur zu immer weiteren Fragen gelangen und die letzten Antworten nicht über die Ebene der Materie und auch nicht über den rationalen Verstand zu erhoffen sind. Das letzte Geheimnis wird stets ungelüftet bleiben.

Jede religiöse und spirituelle Tradition praktiziert in der einen oder der anderen Form das Gebet, das stets auch das Gebet zur Heilung einschließt. Im Gebet wendet sich der Mensch an eine Kraft, die sein Vorstellungsvermögen übertrifft. Die Bitte schickt eine In-formation ins universelle Bewusstseinsfeld, die dort »gehört« wird. Die Wirkung mag in diesem Feld geschehen. Aber auch das Feld hat einen Grund, der jenseits des Feldes liegt. So ist das Gebet in der Tiefe eine Bitte an das, was man nicht benennen kann. An das, was wir mit Gott, Gottheit, Leere, Nichts, Dao, höhere Intelligenz, Brahman und vielen anderen Begriffen zu beschreiben versuchen. Worte sind so unzureichend angesichts dessen, was nicht mit Worten zu beschreiben ist. Es hat keinen Namen. Es ist namenlos. *Es ist.*

Gebet ist nicht gleich Gebet. Neben dem Wort-Gebet, wie wir es aus unseren Kirchen kennen, gibt es auch das stille oder kontemplative Gebet, bei dem sich das Bewusstsein jenseits der Ebene der Worte und des Verstandes in die stille Essenz allen Seins vertieft. In dieser Form des Gebetes gibt es niemanden, der betet, und keinen, zu dem gebetet wird. Es ist ein Gebet des Einsseins.

Die meisten Menschen richten ihre Bitten an eine göttliche Instanz, die jede Erklärungsmöglichkeit überschreitet. Entscheidend für die Wirkung des Gebets, ob es sich an einen personalen Gott wendet oder an die Leere, das Universum, eine höhere Intelligenz oder an eine der vielen Gottheiten der Religionen oder Kulturen, scheint die Authentizität und Aufrichtigkeit zu sein, mit der gebetet wird. Es geht um eine Bitte aus der Tiefe des aufrichtigen Herzens, eine Bitte in der Haltung von Liebe und Demut. – Wer aber hört das Gebet? Ist es eine Herzens-Information, die sich im Meer der Möglichkeiten realisiert, oder mit welchen Ohren hört das Namenlose?

Das Gebet, wie auch immer es praktiziert wird und an wen oder was auch immer es sich richtet, kann seine Wirkung nur im non-lokalen Raum entfalten, denn die Betenden und diejenigen, für die gebetet wird, sind in der Regel räumlich voneinander entfernt.

Gebetsstudien

Der Mensch hat ein inneres Wissen über das Gebet. Seine Wirkung kann erst durch die eigene Gebetspraxis und Erfahrung zur inneren Gewissheit werden. Neben der persönlichen Gewissheit, in der das Bewusstsein des Menschen weit wie das Universum wird und er sich als eins mit allem erkennt, verlangt der menschliche Forscherdrang auch nach äußerem Wissen. So wurde in den letzten Jahrzehnten auch der intime Bereich des Gebets zum Gegenstand wissenschaftlicher Forschung. So haben sich viele Studien mit der Heilwirkung des Gebets beschäftigt, und die meisten haben seine Wirkung auch wissenschaftlich belegt.

Eine der ersten und bekanntesten Studien ist die Gebetsstudie von *Randolph C. Byrd* über Patienten mit koronarer Herzkrankheit.[74] Es wurde untersucht, ob Gebete Fernheilungen bewirken können. Die randomisierte und doppelverblindete Studie erfüllt alle Kriterien, die heute an eine hochwertige wissenschaftliche Studie gestellt werden. Untersucht wurden auf der Herzstation einer Klinik etwa 400 Patienten mit ausgeprägter Verschlusskrankheit der Herzkranzgefäße. Für diese Patienten betete eine Gruppe von katholischen und protestantischen Christen, die lediglich den Vornamen, die Diagnose und die Gesamtverfassung der Patienten kannten. Die Patienten selbst wie auch ihre behandelnden Ärzte wussten nichts von den Gebeten oder der Untersuchung. Im Ergebnis zeigt die Studie, dass es den Patienten, für die gebetet wurde, in vielen Aspekten deutlich besser ging als denen der Kontrollgruppe, für die nicht gebetet wurde. Sie litten signifikant weniger unter Herzmuskelschwäche, Herzstillstand und Lungenentzündungen, brauchten deutlich weniger diuretische Medikamente oder Antibiotika und wurden seltener beatmet.

Jeff Levin beschreibt in seinem 2001 erschienenen Buch »God, Faith and Health«[75] (Gott, Glaube und Gesundheit) viele weitere Studien über die Wirkung von Gebet und Spiritualität, die zu gleichen Schlüssen kommen. Gebete wirken aber nicht nur beim Menschen. *Daniel J. Benor* hat ein vierbändiges Werk herausgegeben, in dem mehr als 150 Studien beschrieben werden, die die heilenden Effekte des Gebets und anderer spiritueller Praktiken auf Enzyme, Zellen, Pilze, Hefen, Bakterien, Samen, Pflanzen, Amöben und Tiere belegen.[76]

In der Fachzeitschrift *Western Journal of Medicine* wurde vor einiger Zeit von Forschern des California Pacific Medical Center eine randomisierte Doppelblindstudie über Fernheilung bei Aids publiziert.[77] 40 Heiler aus acht verschiedenen Traditionen, darunter Christen, Juden, Buddhisten, Indianer und Schamanismus-Schüler, beteten für 40 Aids-Kranke. Die Heiler hatten im Durchschnitt siebzehn Jahre Berufserfahrung. Sie lebten über ganz Nordamerika verstreut. Sie kannten nur den Vornamen und ein Foto des Kranken. Die Ergebnisse waren klinisch von höchster Bedeutung, denn der Zustand der Patienten, für die gebetet wurde, verbesserte sich ganz entscheidend. Im Vergleich zur Kontrollgruppe hatten die Patienten signifikant weniger neue Aids-Begleitkrankheiten (0.1 zu 0.6 im Durchschnitt pro Patient), weniger andere schwere Krankheiten (0.8 zu 2.65). Sie brauchten weniger Arztkonsultationen (9.2 zu 13.0), weniger Krankenhauseinweisungen (0.15 zu 0.6) und hatten kürzere Krankenhausaufenthalte (0.5 zu 3.4). In den durchgeführten Tests zur emotionalen Verfassung schnitt die Gebetsgruppe mit dem besten Ergebnis ab (-26 zu 14), das heißt, die Grundstimmung dieser Patienten hatte sich dramatisch verbessert und sie konnten ihren Blick in eine positive Richtung mit guten Impulsen für die Gesundheit wenden.

Es gibt viele Untersuchungen mit vergleichbaren Ergebnissen zu Herz-Kreislauf-Erkrankungen, speziell zu erhöhtem Blutdruck, zu Infektionskrankheiten, zu Allergien und vielen Krankheiten mehr.

Kürzlich wurde eine Gebetsstudie aus Harvard veröffentlicht, die zeigte, dass Gebete keine günstige Wirkung auf Patienten mit Herzinfarkt und Bypass-Operation haben sollen, sie sich sogar nachteilig auswirken. Es war eine groß angelegte Untersuchung nach dem internationalen »Gold-Standard« der multizentrischen, randomisierten Doppelblindstudie, und der Studienleiter *Herbert Benson* ist ursprünglich von einer positiven Wirkung der Gebete ausgegangen.[78] Zwei Punkte scheinen bei dieser Studie zu den unerwarteten Ergebnissen beigetragen zu haben. Im Gegensatz zu allen bisherigen Studien wussten die Patienten, dass für sie gebetet wurde. Was geht wohl in den Gedanken und den Gefühlen von jemandem vor, der auf der Intensivstation liegt und weiß, dass man »schon« für ihn betet? Es liegt nahe, dass die Patienten ihre Aussichten, wieder gesund zu werden, durch die Tatsache, dass man für sie betete, als besonders ungünstig interpretiert haben könnten. Zum anderen wurde eine festgelegte Gebetsformel verwendet, was den Gebeten möglicherweise die wirksame, authentische Herzensqualität genommen hat.

Inwieweit diese beiden Punkte oder eventuell noch andere zu dem abweichenden Ergebnis gegenüber den beeindruckenden Ergebnissen der Mehrzahl wissenschaftlicher Gebetsstudien geführt haben, wird Gegenstand weiterer Untersuchungen sein müssen.

Heilung im freien spirituellen Bewusstseinsraum

In keiner Studie spielte es eine Rolle, welcher Religion oder spirituellen Tradition die Heiler und Betenden angehörten. Viel entscheidender war die Ernsthaftigkeit und spirituelle Integrität der Betenden. In der direkten Arzt-Patienten-Beziehung ist die Frage nach der Art des religiösen oder spirituellen Hintergrunds des Arztes oder der Ärztin absolut nebensächlich. Deren spiritueller Hintergrund wird für die Patienten allein durch die Haltung und Ausstrahlung erfahrbar. Dadurch öffnet sich ein Raum, der heilt.

Das heilende Feld einer Arzt-Patienten-Begegnung ist quasi ein freier und offener spiritueller Raum, in dem es Platz für den religiösen Hintergrund und die spirituelle Haltung des Patienten oder der Patientin geben muss. Die spirituelle oder religiöse Zugehörigkeit des Therapeuten ist dabei sekundär, solange sie diesen Raum der Heilung frei und offen hält. Auf ärztlicher Seite bilden der eigene spirituelle Hintergrund und die damit einhergehende Haltung des bedingungslosen Annehmens genau den Raum, in dem sich die Patienten geborgen fühlen und in Liebe entfalten können.

In dieser freien, von Liebe getragenen Atmosphäre, die von einer heilenden Person ausgeht, kann etwas im Bewusstsein des Patienten in Bewegung kommen, das einen Wendepunkt in seinem Leben und seiner Krankheit bewirkt. Im Bewusstsein des Patienten wandelt sich eine grundlegende In-formation, wie bei der Patientin mit dem Morbus Crohn beschrieben. Es scheint eine Art gespürte, innere Atmosphäre zu sein, die bisher für unmöglich Gehaltenes möglich erscheinen lässt. Eine der grundlegenden Erfahrungen meiner ärztlichen Tätigkeit liegt in der über viele Jahre gewonnenen Einsicht, grundsätzlich nichts mehr für unmöglich zu halten. Mit den Worten von *Franz von Assisi:* »Tu erst das Notwendige, dann das Mögliche, dann schaffst du das Unmögliche.« Es ist eine Frage unseres Bewusstseins, was möglich und was unmöglich ist.

Viele Dinge, die man über die Jahre wahrnimmt, werden einem in ihrer ganzen Tragweite oft erst später richtig bewusst. Dass es vielen Patienten selbst bei schwierigsten und chronischen Krankheiten oft plötzlich besserging, habe ich schon lange gesehen. Anfangs dachte ich, es wäre einfach nur der liebevollen Zuwendung geschuldet. Ich hätte ihnen etwas gegeben, das ihnen guttat und Hoffnung gab. Später konnte ich das nicht mehr mir als Person zuschreiben oder meinen Methoden, dass ich also etwas Besonderes mit den Patienten veranstaltet hätte. Ich merkte mehr und mehr, dass es offenbar nur um den heilsamen Raum durch meine ungeteilte Aufmerksamkeit und Präsenz ging, in dem etwas geschehen konnte, von dem ich selbst nicht viel begriff, was mich oft umso mehr in Erstaunen versetzte. Noch später wurde mir bewusst, dass ich mich immer weniger um die Ebene der Krankheit bemühte, sondern meinen Fokus unmerklich mehr und mehr auf das gesunde Potenzial und die Ressourcen der Patienten ausrichtete. Der wesentliche Schritt aber war, dass ich begann, das tiefere Wesen des Menschen vor mir zu erkennen. Nicht sein äußeres Erscheinungsbild, nicht den Aspekt seiner Krankheit, sondern ihn, den Menschen, wie er gemeint ist, in seiner vollen Kraft, Schönheit und Gesundheit. So wie jeder Mensch in seinem tiefsten Wesen beschaffen ist. Allmählich realisierte ich dies als eine entscheidende Entwicklung meines ärztlichen Seins: Heilendes Wirken geschieht weniger aus dem, was ich tue, sondern aus dem einfachen Sein, mit dem Blick auf das ewig gesunde Wesen hinter der Fassade von Krankheit und schwierigen Lebensbedingungen.

Dieser Blickwinkel ist kein durch das Denken und den Verstand gemachter Schachzug, sondern er entspricht dem langsamen Enthüllen einer tieferen Einsicht ins Menschliche – einer Einsicht, die jeder und jede in sich verborgen trägt. Es ist ein unverdientes Geschenk, wenn diese Schleier langsam fallen.

Einerseits ist es sehr hilfreich, wenn Patientinnen und Patienten ihre Haltungen und Überzeugungen bezüglich eines Heilungsprozesses ändern, was zu einer Umprogrammierung ihres Bewusstseins führt und so Einfluss auf den physischen Körper selbst nehmen kann. Diese Vorgänge werden in gewisser Weise, wenn auch vor allem auf der stofflichen Ebene, in der Psychoneuroimmunologie der konventionellen Medizin beschrieben. Aber die Einstellungen und Haltungen der Patienten sind nur ein Wirkaspekt im nicht-lokalen, heilenden Feld. Mit der tiefsten Quelle der Heilung kommen wir in Berührung, wenn wir uns auf das hinter den Erscheinungsformen Liegende und damit auf das Wesen des Menschen fokussieren. Letzten Endes richtet sich der Blick auf das ewige Gesicht aller Schöpfung. Der Fokus des Arztes oder der Ärztin richtet sich auf den namenlosen Urgrund der Schöpfung selbst. Da kann es auch geschehen, dass heilsame Information sich direkt in organischer Heilung konkretisiert. Wenn das Bewusstsein des Arztes oder der Ärztin im formlosen, universellen Bewusstsein aufgeht, dann setzt sich Heilung unmittelbar und direkt um. Es geschieht. Das organisch oder psychomentale Kranke reorganisiert sich entsprechend seiner heilen Erinnerung aus dem Formlosen in die neue Form. Im Bewusstsein, dass es nicht ich bin, der bewirkt, sondern dass *es* bewirkt.

Heilung, Ganzheit
und die Dimension der Zeit

Heilung und Ganzheit

Heil sein ist ganz sein

Das Wort Heilung hat denselben Wortstamm wie »heil« und »heilig«. Die verwandten Wörter im Englischen heißen »heal« und »holy«, und das letzte entspricht dem Wort »whole«. In derselben Reihenfolge übersetzt bedeuten diese Worte »heilen«, »heilig« und »ganz«.

Das Wesen der Heilung liegt darin, dass sich der Mensch ganz und unversehrt fühlt. Heilen heißt wieder zu dem Zustand der ursprünglichen Ganzheit zurückfinden. Ursprüngliche Ganzheit ist uns von Natur gegeben und ist »heilig«. Heilig nicht im Gegensatz zu profan, sondern im Hinblick auf die ganzheitliche Natur des Menschen, eingebunden in einen alles umfassenden Kontext. In Kontakt mit der eigenen Ganzheit, der ungetrennten Verbundenheit mit allem zu gelangen ist ein heilsamer, »heiliger« Prozess, der jeden Aspekt des Seins einbezieht: den Körper, die Gefühle, den Verstand mit seinen Ideen und Konzepten und das alles durchdringende, über die Person hinausreichende Bewusstsein.

Heilung hat weniger mit Befunden, als vielmehr mit einer heilen Lebensqualität zu tun. Es geht um den kranken Menschen und nicht um die Krankheit – darum, wie sich der Mensch fühlt: gesund oder krank.

Ein Arzt alter Schule, *Albert Schweitzer,* sagte in diesem Zusammenhang: »Es ist wichtiger für den Arzt, den Patienten zu kennen, der an der Krankheit leidet, als die Krankheit zu kennen, die der Patient sich zugezogen hat.«[79]

Krankheit führt oft in das Erleben bitterer Trennung. Warum habe ich diese Krankheit bekommen, warum nicht ein anderer? Ein kranker Mensch fühlt sich schnell ausgeschlossen von der Welt der Gesunden, denen alles möglich ist, die alles tun können, die nicht leiden und sich mit Therapien herumquälen müssen. Gerade die Gefühle der Trennung, des Ausgeschlossenseins, der Isolation und Einsamkeit verschärfen das Erleben von Krankheit und krankheitsbedingtem Leiden. Sich wieder ganz zu spüren, sich zugehörig zu fühlen und sich wieder eins mit allem zu erleben ist ein wesentlicher Aspekt der Heilung. In der Erfahrung unverbrüchlicher Ganzheit können auch Heilungen im Sinne einer wiederhergestellten organischen Gesundheit geschehen. Denn die Rückkehr zu sich selbst, nicht mehr getrennt und isoliert zu sein, birgt in sich ein großes Heilungspotenzial. Im Gefühl des Nicht-Getrenntseins entwickelt der Mensch neue Kräfte, das Immunsystem regeneriert sich, und alles stellt sich auf Gesundheit ein. Eine neue heilsame In-formation durchströmt den *ganzen* Menschen – Körper, Geist und Seele.

Auch Krankheit gehört zur Ganzheit

Heilung bedeutet nicht zwangsläufig, dass alle Krankheitssymptome aufhören oder zum Stillstand kommen. Auch Krank-

sein gehört zur Ganzheit. Die Krankheit aus dem Leben aus-
zuschließen, sie quasi weghaben zu wollen, was ein häufiges
Anliegen der Patienten an die Ärzte ist, sperrt einen Teil des
Lebens aus. Dadurch entsteht Trennung, die das Kranksein
verschärfen kann. Zunächst einmal sind Krankheit und Beschwerden eine Tatsache unseres Lebens, die wir einfach nur
annehmen können. Im Zulassen des kranken Zustands teilen
uns die Beschwerden vielleicht sogar etwas mit. Manchmal
müssen wir nur die Sprache unserer Beschwerden übersetzen.
Kopfschmerzen können heißen: »Ich zerbreche mir den Kopf
über etwas«; Kreuzschmerzen können hinweisen auf: »Ich
trage zu viel, meine Belastungen sind zu hoch, mein Leben
ist ein einziges Kreuz«; Schmerzen beim Gehen können bedeuten: »Ich bin erschöpft und kann keinen Schritt mehr
weitergehen«; Bauchschmerzen und Verdauungsprobleme
meinen vielleicht: »Ich kann eine Situation nicht richtig verdauen.«
Diese Zusammenhänge müssen aber im Patienten selbst auf
Resonanz stoßen. Sie dürfen niemals Anlass zur einseitigen
Interpretation durch den Arzt oder jemand anderen geben. Da
ist hohe Achtsamkeit angesagt. Denn nicht jedes Krankheits-
symptom *muss* einen Hinweis auf ein hintergründiges Problem geben. Will man die Symptome aber einfach nur weghа-
ben, dann kann die Sprache des Körpers allzu leicht »überhört«
werden, und die Beschwerden treten wieder von neuem oder
in anderer Form auf.
Die Krankheit in das eigene Leben hineinzunehmen, anstatt sie
nur loswerden zu wollen, ist ein erster Schritt der Rückkehr
zur Ganzheit. Selbst bei fortbestehenden und schweren Krankheitssymptomen kann man sich auch *mit* seiner Krankheit
vollständig und ganz fühlen. Die verbleibenden Beschwerden

können weiterhin zwar Leid verursachen, aber das Leben an sich ist dadurch nicht in seiner Tiefe betroffen. Niemand muss es wegen seines Leidens wegwerfen, sondern es kann auch *mit* den Symptomen wieder einen erfüllten und glücklichen Verlauf nehmen. Heilung ist weit mehr als nur die Abwesenheit von Krankheitssymptomen. Sie bezieht den ganzen Menschen mit ein, der sich in der Tiefe wieder ganz und ungetrennt erleben kann.

Heilung und Zeit

Heilung geschieht immer jetzt

Ein Heilungsimpuls setzt einen Wendepunkt durch eine neue heilsame In-formation, die sich konkretisiert. Dieser Impuls kommt aus einer zeitlosen Dimension und fällt in die Zeit, wodurch ein Heilungsprozess eingeleitet wird. Das ganze Bewusstseinsfeld des Menschen weiß unmittelbar von dieser neuen In-formation, und wie auf Kommando verbreitet sie sich in jede Zelle des Körpers – in jede Dimension unseres Seins. Das geht schneller als Lichtgeschwindigkeit. Jede Struktur, jede Zelle, jedes Organ, jedes Gewebe weiß unmittelbar von der Botschaft. Das ganze Organisationsfeld Mensch erfährt von dieser Umpolung. Das Immunsystem beginnt anders zu arbeiten, die Gewebe kooperieren wieder miteinander, der Stoffwechsel gleicht sich aus, die Zufuhr von Sauerstoff, Mineralien und Energie erneuert sich.
Der Heilungsimpuls im heilenden Feld geschieht im Hier und

Jetzt. Heilung hat damit weder eine Vergangenheit noch eine Zukunft – *es* ist einfach nur jetzt.

Die Zeitdimension im Krankheits- und Heilungsprozess

Ein Sprichwort lautet: »Der Mensch sagt: Die Zeit vergeht. Die Zeit sagt: Der Mensch vergeht.«[80]

Das Wesen der Zeit spielt eine wichtige Rolle im Krankheitsgeschehen und in der Heilung. Dabei ist die messbare Zeit, von der wir gewöhnlich sprechen, von der nicht-messbaren zu unterscheiden. Die messbare Zeit ist griechisch *chronos,* ein Wort, das z.B. im alten Wort für Uhr, Chronometer, steckt. Dagegen ist *kairos* die nicht-messbare Zeit, die zeitlose Dimension, aus der ein Heilungsimpuls kommt.

Das Leben auf dieser Erde spielt sich in den Dimensionen von Raum und Zeit ab. Krankheiten verlaufen in messbarer Zeit über Tage, Wochen, Monate und Jahre, ebenso wie Heilungsprozesse. Sie brauchen ein Zeitfenster, um sich zu entfalten. Wenn die Krankheit nicht nur als Erfahrung des momentanen Zustands, sondern mehr als die Summe der Erfahrungen der Vergangenheit erlebt wird, dann tritt ein Identifikationsprozess mit der Krankheit ein, der ihr Weiterbestehen begünstigt. Die gesamten schmerzhaften und leidvollen Krankheitserfahrungen der Vergangenheit werden als sich selbsterfüllende Erwartung in die Zukunft projiziert. Es ist außerhalb des Vorstellungsvermögens des Patienten, dass er sich jemals wieder anders erleben könnte als krank. Das Bewusstsein über die Krankheit im Zeitverlauf fixiert sie in der Zeit. Für einen grundlegenden Heilungsprozess ist es notwendig, die Projektion der Vergangenheit in die Zukunft aufzugeben. Der Heilungsimpuls speist sich nicht aus der Summe vergangener Erfahrungen. Im Gegenteil, die vergangenen Erfahrungen führen zu einer fatalen Festlegung des Bewusstseinsfelds und kreieren immer wieder von neuem das Kranke.

Der Heilungsimpuls kommt nicht aus der messbaren Zeit, sondern unmittelbar aus der zeitlosen Gegenwart. Daher, wo weder Vergangenheit noch Zukunft existieren – nur der aktuelle Augenblick in seiner ganzen Fülle und allen Möglichkeiten.

Die lineare Zeit

Die lineare, messbare Zeit ist eine vertraute Dimension unserer Erfahrungswelt. Interessanterweise hat die moderne Physik nicht nur den Begriff der Materie, sondern auch den der Zeit relativiert. Sie spricht von einem vierdimensionalen Raum-Zeit-Kontinuum anstelle von linearer Zeit. In einer bestimmten Dimension existiert auch nach modernen physikalischen Erkenntnissen so etwas wie Zeit nicht.

Die Zeit, die wir als Vergangenheit, Gegenwart und Zukunft bezeichnen, ist ein Produkt des trennenden Verstandes. Vergangenheit als solche ist nicht existent. Sie existiert nur in den Gedanken als Erinnerung. Dasselbe gilt für die Zukunft, die ebenso ein mentales Konstrukt ist. Das Einzige, was tatsächlich existiert, ist die Gegenwart – der jetzige Augenblick. Das Leben spielt sich immer nur jetzt ab, zu keiner anderen Zeit. Es berührt einen schon seltsam, wenn man bedenkt, wie viel Aufhebens wir um Themen der Vergangenheit und Zukunft machen, wie sehr wir zulassen, dass diese Dinge unser Leben beeinflussen, Dinge, die nicht mehr oder noch nicht Wirklichkeit sind, sondern nur in unserem Gehirn existieren. Durch das Sinnieren über Vergangenes und Zukünftiges verpassen wir den gegenwärtigen Augenblick, der das einzige Leben ist, das wir haben. Unser wertvollster Schatz, die Fülle selbst.

Die lineare Zeit erfahren wir nur indirekt – z. B. durch Veränderungen in der Zeit. Wir werden älter; unser Körper, aber auch unsere Einstellungen ändern sich. Wir sehen, wie sich die Jahreszeiten ändern und mit ihnen die Natur – wie die Blätter grünen, herbstliche Farben anlegen und fallen. An den Veränderungen erkennen wir die lineare Zeit. Alle diese Veränderungen sind Entfaltungen aus einem raumlosen und zeitlosen Urzustand, den die Wissenschaft Quantenfeld nennt. Alles im Universum ist potenziell da. Was sich konkret manifestiert, was Masse, Schwerkraft und Massenanziehungen entwickelt, fällt in eine Dimension des Seins, in der die dualen Gesetzmäßigkeiten von Raum und Zeit gelten. Der Physiker *David Bohm* spricht hier von der impliziten und der expliziten Ordnung.[81] In der impliziten Ordnung existiert alles eingefaltet in der Dimension der Einheit, in der expliziten Ordnung entfaltet sich die duale Welt der Phänomene in Raum und Zeit. So existiert die lineare Zeit *chronos* auf der Ebene des dualen Universums. Die Evolution des Universums, seine noch immer andauernde Ausdehnung geschieht in linearer Zeit. Seine Wurzel aber ist zeitlos, implizit. *Kairos* ist die implizite Zeit, die außerhalb von Dualität und Linearität existiert.

Zeit festhalten und keine Zeit haben

Viele Menschen haben ein schwieriges Verhältnis zur linearen Zeit. So mögen sie keine Veränderungen. Es gibt eine Tendenz, die Dinge des Lebens festhalten und das Leben auf die Vergangenheit fixieren zu wollen. Dabei werden die Erfahrungen der Vergangenheit nicht selten in die Zukunft projiziert. Lebenserfahrungen, die man als ungünstig und negativ bewertet, werden als angstvolle Erwartungen an die Zukunft fortgeschrieben. Das ist die Wurzel der Zukunftsangst – ein häufiges Phänomen unserer heutigen Zeit.

Ein gestörtes Verhältnis zur linearen Zeit zeigt sich in vielen alltäglichen Kleinigkeiten. Dazu gehört auch das alltägliche »Ich habe keine Zeit«. Wir leben in einer Zeit der Zeitarmut. Keine Zeit zu haben ist ein weitverbreiteter und krank machender Stressfaktor. Man weiß längst, dass Stress krank und unzufrieden macht – unabhängig davon, ob er in der Arbeit oder zu Hause entsteht. Permanent unter Zeitdruck zu stehen ist eines der größten Krankheitsrisiken, vor allem für Herz-Kreislauf-Krankheiten.

Vor einigen Jahren wurde in Massachusetts vom Gesundheits- und Fürsorgedepartment eine Herz-Kreislauf-Studie durchgeführt. Anlass dafür war die Beobachtung, dass die Mehrzahl der Männer im Alter zwischen vierzig und fünfzig Jahren mit einem ersten Herzinfarkt keinen der bekannten Risikofaktoren wie hoher Blutdruck, erhöhtes Cholesterin, hohe Harnsäurewerte oder Diabetes mellitus hatten. In der Studie stellte sich heraus, dass der Risikofaktor Nummer eins für Herzinfarkte Stress und Unzufriedenheit am Arbeitsplatz und an zweiter Stelle im häuslichen Umfeld war. Diese Ergebnisse zeigten sich völlig unabhängig von den bekannten, propagierten Risikofaktoren für Herzkranzgefäßerkrankungen.[82] Die größte präventive Wirkung läge danach nicht in der Behandlung von Risikofaktoren wie Cholesterin und Bluthochdruck, sondern in der Reduktion von Zeitdruck und Stress. Leider stehen die meisten Ärzte und Ärztinnen selbst unter Zeitdruck und Stress, weshalb ihr Risiko, vorzeitig zu sterben, höher als bei den meisten anderen Berufsgruppen ist.

Heilende Rhythmik und krank machender Gleichtakt

Zeit und Rhythmus gehören zusammen. Viele Menschen haben heute ihr Gefühl für den eigenen Rhythmus verloren. Man steht auf, weil der Wecker klingelt, um rechtzeitig zur Arbeit oder Schule zu kommen, nicht weil man ausgeschlafen ist. Man isst mittags um zwölf, weil dann die Kantine in der Firma geöffnet ist, oder abends um acht, weil man mit Freunden im Restaurant verabredet ist. Wir essen üblicherweise, weil die Uhr sagt, dass es Zeit zum Essen ist, und nicht, weil wir Hunger haben. Unser modernes Leben macht es möglich, die Nacht zum Tage zu machen, so dass wir den Tag verschlafen, um uns von der anstrengenden Nacht zu erholen. Die moderne Zeitstrukturierung lässt kaum noch Raum für einen eigenen Rhythmus.

Dabei braucht jeder Mensch seinen eigenen Rhythmus. So haben z.B. Morgenmenschen und Abendmenschen einen völlig unterschiedlichen Zeittakt. Dem eigenen Rhythmus zuwider zu leben ist ein genauso starker Stressfaktor, wie keine Zeit zu haben oder unter Zeitdruck zu stehen. Erst wenn die äußere Zeitstruktur einmal wegfällt, besteht wieder die Chance, den eigenen Lebensrhythmus zu spüren.

Unregelmäßiger Puls – ein Gesundheitszeichen?

Eine zu feste Zeitplanung birgt das Risiko in sich, krank zu werden. Das spiegelt sich auch in den Körperfunktionen wider. So hat man in Untersuchungen festgestellt, dass Menschen, die einen unregelmäßigen Puls haben – viele gesunde

Menschen haben das –, ein geringeres Risiko für Herzkrankheiten haben als Menschen mit einem sehr regelmäßigen Puls.[83] Die Unregelmäßigkeit – das heißt in diesem Fall der eigene Rhythmus anstelle eines genormten – stellt sich als ein Schutzfaktor heraus. Er scheint das herzorganische Äquivalent dafür zu sein, nicht alles nach einem festen Plan festzuzurren.

Herzrhythmusstörungen werden von Ärzten und Patienten oft als lebensbedrohliche Risiken eingestuft. Die pharmazeutische Industrie hat in den vergangenen Jahrzehnten eine Vielzahl stark wirkender Medikamente für die Therapie von Herzrhythmusstörungen entwickelt, für die seit vielen Jahren strenge Klassifizierungen und Therapierichtlinien gelten.

In diesem Zusammenhang ist eine Studie, die vor einigen Jahrzehnten durchgeführt wurde, sehr aufschlussreich. Man hat den Herzrhythmus von herzgesunden Sportstudenten untersucht. Viele von ihnen wiesen markante Rhythmusstörungen auf, die man bei Kranken als außerordentlich schwerwiegend klassifiziert hätte. Nun waren diese jungen Männer aber durchweg gesund. In späteren Jahren konnte in verschiedenen Studien über antiarrhythmische Medikamente gezeigt werden, dass viele dieser Mittel gegen Herzrhythmusstörungen selbst Rhythmusstörungen hervorriefen, die sogar zu vielen Todesfällen führten. Etliche Mittel mussten in der Folge vom Markt genommen werden.

Ich erinnere mich noch sehr gut an einen Patienten mit schweren Herzrhythmusstörungen. Ende der achtziger Jahre wollte er seine von anderen Ärzten verordneten Herzrhythmus-Medikamente unter meiner Kontrolle absetzen, weil er merkte, dass sie ihm nicht guttaten. Ich sollte ihm dabei mit Akupunktur helfen. Damals war ich noch nicht so erfahren in chinesischer

Medizin, und ich wusste nicht einzuschätzen, ob die Akupunktur bei gravierenden Herzrhythmusstörungen helfen könnte. Aber ich wusste um die nicht selten Rhythmusstörungen verursachende Wirkung von Antiarrhythmika und ging schon damals mit den Indikationen für diese Mittel sehr zurückhaltend um. Zunächst schlug ich ihm vor, die Antiarrhythmika unter stationären Bedingungen abzusetzen, wo sein Puls unter Monitorkontrolle überwacht werden könnte. Das wollte er nicht, und wenn ich ehrlich bin, ich im Grunde auch nicht. Da der Patient einen klaren Willen geäußert hatte und ich ihn über alle Möglichkeiten und Konsequenzen aufgeklärt hatte, konnte ich dem Absetzen der Antiarrhythmika unter der begleitenden Akupunkturbehandlung zustimmen. Die Rhythmusstörungen verschwanden sehr schnell. Der Patient, den ich Jahre später noch gelegentlich sah, hatte nie wieder Probleme damit.

Die zeitlose Dimension im heilenden Feld

Kairos ist die nicht-messbare Zeit – zeitlose Zeit. Sie ist erfahrbar als ein Moment zeitlosen Erlebens. Ein Moment, in dem jeder Begriff von Zeit verloren ist. Wenn man in die Augen eines geliebten Menschen schaut und einen Moment darin versinkt. Wenn man in einer lauen Sommernacht auf der Wiese liegt und in die ungeheure Weite des Universums blickt – die unendliche Weite des Raumes wahrnimmt und in die stille Leere fällt. Es sind jene Augenblicke, die einem wie eine Ewigkeit vorkommen, obwohl sie nur einen Wimpernschlag dauern, oder wie eine Millisekunde, obwohl der Moment Stunden dauert. Wer kennt nicht Situationen, in denen man jedes Gefühl für die Zeit verloren hat, in denen Zeit keine Rolle spielt?

Das heilende Feld

Arzt und Patient im heilenden Feld

Heilung geschieht im heilenden Bewusstseinsfeld. Es ist ein Feld höchster Dynamik, in dem Arzt und Patient eins sind, ungetrennt, Verbündete für etwas Drittes, den Heilungsprozess. Im heilenden Feld ist der Arzt nicht ausschließlich der Gebende, sondern beide geben und erhalten. Beide sind gleich wichtige Exponenten des Heilungsprozesses. Auf dieser Ebene gibt es keine Hierarchie. Der Arzt gibt seine berufliche Kompetenz in dieses Feld, aber weit mehr als das begibt er sich als ganzer Mensch hinein. Genauso wie der Patient oder die Patientin als ganzer Mensch Teil des heilenden Feldes ist, und nicht etwa nur als eine zu behandelnde Krankheit.

Im heilenden Feld gilt das Gleiche wie für das Quantenfeld. Es ist ein Feld unzähliger In-formationen in einem potenziellen Zustand. Noch nicht realisiert. Je nachdem, welche In-formationen sich im heilenden Bewusstseinsfeld von Patient und Arzt durch den Fokus auf das Gesunde und Heilsame, durch den Fokus auf das grenzenlose Potenzial der Heilung durchsetzen, können ganz konkret Prozesse in Gang kommen. Konkretisiert sich die In-formation zur Wiederherstellung eines gerade noch kranken Organs, dann kann es zur Erholung und Regeneration des Organs in einen gesunden Zustand kommen. Konkretisiert sich die In-formation, dass es keine Möglichkeit gibt, wieder gesund zu werden, dann setzt sich das in Gestalt und Form um.

Das Meer der Möglichkeiten

Das heilende Feld ist ein Bewusstseinsfeld der heilsamen Möglichkeiten. Es ist jener immer gesunde Strom im Menschen, der sich aus dem Reich des Namenlosen speist. Wissenschaftlich ausgedrückt ist es ein Quantenfeld mit allen In-formationen des Universums, die sich je nach Interferenz und Festlegung durch Dekohärenz in der Form manifestieren. Metaphysisch ausgedrückt ist es ein Feld universeller Liebe, das alle In-formationen zur Heilung in sich trägt. Dieses Potenzial zur Heilung existiert in jedem Menschen. Die heilsame Wirkung eines Medikaments oder eines ärztlichen Rates ist umso potenter, je mehr die medizinischen Interventionen auf ein für einen Heilungsprozess bereites Potenzial im Patienten selbst treffen. Jeder Mensch besitzt ganz natürlich ein solches Heilungspotenzial. Potenzial bedeutet Möglichkeit – nicht Machbarkeit.

Im heilenden Feld einer geglückten Arzt-Patienten-Begegnung vereinen sich die Felder von Arzt und Patient in einem heilenden Bewusstseinsraum und verstärken so das heilende Potenzial. Das heilende Feld zeichnet sich durch ungemeine Kraft und Dynamik aus.

Das heilende Bewusstseinsfeld ist ein offenes Feld. In ihm sind wie im Meer der Möglichkeiten alle Optionen, alle Heil-In-formationen enthalten. Als Potenzial. Noch nicht konkretisiert – und nicht machbar.

Dieses Bewusstseinsfeld ist offen für jegliche Entwicklung. Das Feld fließt frei zwischen Arzt und Patient, und es fließt auch »vertikal« in den verschiedenen Ebenen des Bewusstseins zwischen »oben« und »unten«. Gleichzeitig gründet es sich in der raum- und zeitlosen Dimension aller Möglichkeiten. Die Wurzel jeder Heilung liegt dort im Namenlosen und findet ihren heilenden Ausdruck im konkreten Menschen. Es ist stets das *eine* Geheimnis, der non-duale Hintergrund, der ein freies Fließen zwischen Form und Formlosigkeit bewirkt.

Das heilende Feld umfasst den ganzen Menschen, sein gesamtes Sein – Körper, Geist und Seele, eingebettet im Geheimnis aller Schöpfung.

Offenes Feld bedeutet ohne Raum und Zeit, ohne Festlegung. Die Welt unserer Vorstellungen und Konzepte kreiert aus dem Meer der Möglichkeiten ständig die Realität, die sie denkt. Geht man in einen Heilungsprozess mit einem Konzept darüber, wie Heilung passieren soll, welches Ergebnis man für möglich oder für unmöglich hält, was überhaupt aufgrund der einschlägigen Literatur, des konkreten Krankheitsbildes mit seiner Ätiologie, seinem beschriebenen Verlauf und seinen Heilungschancen zu erwarten ist, dann sind bereits diese Informationen festgelegt und werden sich mit großer Wahrscheinlichkeit genau so manifestieren. Das konzeptuelle Bewusstsein ist ziemlich phantasielos, denn es erkennt nur das, was es selbst als Abstraktion zuvor beschrieben hat. Es kann nicht über den erlernten Erfahrungshintergrund und seine

Prägungen hinausschauen. So reproduziert das konzeptuelle Bewusstsein immer wieder dasselbe: Das Bild, das wir von einer Krankheit haben mit Verlauf und Prognose, mit Überlebenschancen oder ohne, reproduziert die Krankheit in ebendieser Vorstellungsweise. Das ist so subtil wie gefährlich.

Arzt und Patient sollte möglichst bewusst sein, welche Voreinstellungen sie in einen Heilungsprozess hineinbringen. Lebt man in der Vorstellung: »Die Krankheit werde ich wohl immer behalten«, dann ist diese Entwicklung sehr viel wahrscheinlicher, als wenn man den Verlauf nicht festlegen würde. Dasselbe gilt auch für die Umgebung des kranken Menschen. Wenn z. B. der Partner oder der Arzt ständig unbewusst oder bewusst die Voreinstellung der Nichtheilbarkeit mitschwingen lässt, dann ist das heilende Feld nicht mehr für eine Heilung offen, sondern bereits »vor-in-formiert« bzw. vorprogrammiert.

Es ist ein wirklicher Bewusstseinsschritt, die eigenen Vorurteile und Voreinstellungen zu entlarven. Jeder bewusste Arzt und jede bewusste Ärztin sollte sich der Dynamik und den Vorprogrammierungen in den eigenen ärztlichen Einschätzungen klarwerden und daran arbeiten, sich wieder der Entwicklung weitreichender Heilungsprozesse zu öffnen. Dadurch bekommen viele Menschen, die von der konventionellen Medizin aufgegeben werden und die dort keine Antworten mehr auf ihre Fragen bekommen, wieder eine berechtigte Hoffnung, einen Schritt in Richtung Heilsein und Ganzheit zu wagen. Wir offnen uns für die Möglichkeit der Heilung, die im heilenden Feld enthalten ist. Realisiert sich wirklich Heilung, darf ich als Arzt nur nicht auf die Idee verfallen, dass ich selbst sie bewirkt hätte. Man selbst kann nur in Demut das Namenlose einladen zu helfen und sich selbst für diesen Dienst bereithalten. Alles ist möglich, aber nicht alles machbar.

Das heilende Feld – ein Feld der Liebe

Vom Quantenfeld nimmt man inzwischen an, wie bereits an anderer Stelle beschrieben, dass sich die In-formationen nicht in einem leeren Raum, dem Quantenvakuum, ausbreiten, sondern in einem ultraschnell leitenden Quantenmedium, das das ganze Universum miteinander verbindet. Die Grundqualität dieses Mediums ist zeitlose Verbundenheit. Würde man das nicht in einer wissenschaftlichen, sondern in einer menschlichen Sprache ausdrücken, dann wäre das adäquate Wort »Liebe«. Liebe als das alles verbindende Medium. Liebe, die die Welt zusammenhält. *Hans Peter Dürr* vergleicht das mit einem Knäuel aus Kaschmirwolle.[84] Wollte die Wissenschaft die Welt zu erklären versuchen und das Wollknäuel wäre die Welt, dann würde sie seine Bestandteile analysieren, wobei im Ergebnis ein Faden aus Kaschmirwolle herauskäme. Die Wissenschaftler würden jubeln und sagen: »Jetzt wissen wir, was die Welt ist. Sie ist ein Faden.« Aber natürlich erahnen wir, dass die Welt nicht ein Faden ist, sondern einem Wollknäuel gleicht. Wirft man das Knäuel in die Luft, dann sieht man, dass es zusammenbleibt. Es ist ein ganzes, komplexes Gebilde und nicht ein einzelner langer Faden, wie die Wissenschaftler herausgefunden haben. Geht man der Frage nach, was denn die Welt, das Wollknäuel, zusammenhält, dann erkennt man, wie unendlich viele Wollfusseln den Faden zusammenhalten. Das Wesen der Welt liegt nicht so sehr im Faden – in der materiellen Struktur – als vielmehr in der Verbindung all dessen, was die Welt ausmacht. Und das kann man Liebe nennen.

Das heilende Feld ist ein Feld der Liebe. Es ist die Liebe, die heilt. Liebe auf eine unpersönliche Art, Liebe als Haltung dem

Leben gegenüber. Liebe meint dabei nicht, ob ich jemanden liebenswert finde oder nicht. Liebe meint das tiefste Wesen jeder Existenz und die Verbundenheit des Einzelnen mit allem. Wenn ich mich als Arzt oder Ärztin als nicht getrennt von meinen Patienten erlebe, dann wirken Verbundenheit und Liebe im heilenden Prozess, dann heilt auch nicht nur der Patient oder die Patientin, sondern das Ganze, auch ich als Arzt. Liebe entfaltet höchste heilende Dynamik und kann alles verändern.

Das Meer, die Welle und das Ufer

Das heilende Feld wurzelt im Namenlosen. Das namenlose Geheimnis findet seinen Ausdruck in der allumfassenden Einheit und Allverbundenheit, dem Einen, und seinem Ausfluss in der dinglichen Welt der Dualität. Das lässt sich als Dreiheit beschreiben, die sich aus 1 = Einheit und 2 = Dualität zusammensetzt. Sie bilden die drei Seiten eines gleichschenkligen Dreiecks (Abb.).

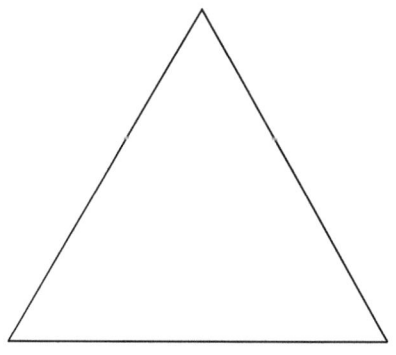

Die Dreiheit des heilenden Feldes sind der Arzt, der Patient und die Heilung. Damit ist der tiefere Ort der Heilung ein »heiliger« Ort, so wie das Wort »heil« denselben Wortstamm wie Heilung hat. In allen alten Kulturen und auch in noch bestehenden ganzheitlichen Medizintraditionen war und ist der Heilungsakt immer ein heiliger Akt – heilig in dem Sinn, dass sich der Mensch der spirituellen Kraft und Liebe dessen, was namenlos ist, aber dem er von gleicher Qualität angehört, anvertraut. Es ist der Raum, in dem nicht der Heiler und nicht die Ärztin bewirken, sondern in dem Heilung geschieht.

Das häufig verwendete mystische Bild von der Welle und dem Meer illustriert die letztendliche Einheit des Einzelnen mit dem Ganzen. Der Mensch ist eins mit seinem Ursprung, der sich selbst wiederum im Menschen ausdrückt. Das Heilen selbst ist der Ausdruck des Einen in der dualen Welt. Heilung drückt sich im individuellen Menschen aus. Wenn wir dies dem Bild von der Welle und dem Meer hinzufügen, dann kommt man wieder zur Dreiheit: Das Meer, die Welle und das Ufer.

Der Arzt, jeder Mensch, der auf dieser Ebene des Heilens arbeitet, steht in diesem Drei-Bezug. Aus der Weite des Namenlosen rollt aus dem universellen Meer der Möglichkeiten Welle für Welle ans Ufer und bringt einen heilenden Impuls mit sich. Das Ufer ist das subtile Bewusstsein des Arztes – auch des Patienten. Im heilenden Feld kommen der heilende Impuls, der heilende Gedanke, die heilende Kraft, die heilende Berührung immer aus dem *einen* Meer. Das Ufer fragt nicht, was die Welle mit sich bringt. Es ist immer zutiefst einverstanden mit dem, was sie hervorbringt. Es empfängt Welle für Welle und lässt sie ohne jedes Warum oder Bedauern wieder zurück in die Weite des Meeres. Das Bewusstsein des Arztes wird ohne ein eigenes Anliegen vom Impuls des Schöpferischen überflutet. Es ist eins mit ihm und bringt es in die Dualität der Arzt-Patienten-Beziehung.

Die Qualität des Nicht-Persönlichen

Im heilenden Feld steht der Arzt dem zur Verfügung, was der jeweilige Augenblick und die Situation des Patienten erfordern. Ohne vorherige Überlegungen, ohne vorgefertigtes Wissen und standardisierte Handlungen. Wir sind blank wie ein leeres Blatt Papier, das darauf wartet, beschrieben zu werden. Da gibt es keine Erwartungen, wie etwas geschehen soll. Keine Erwartung an ein bestimmtes Ergebnis, an einen Erfolg. Der Erfolg, den sich Arzt und Patient jeweils wünschen, mag völlig verschieden sein, und wir wissen nie, was für das Leben und die Erfahrung eines Menschen letztlich das Wesentliche ist, was ihn fördert, was ihm tatsächlich hilft. Unsere Vorstellungen kommen immer aus der Welt des Gedachten. Nicht alles, was unserer Ansicht nach gut für uns ist, erweist sich als förderlich. Wie viel Gutes, wie viel Segen erfahren wir oft erst im Nachhinein durch Situationen, die wir anfangs als problematisch und schlecht erachtet haben.

Ist das Bewusstsein des Arztes das Ufer, das Welle für Welle aus dem *einen* Ozean überspült wird, dann spielt im Heilungsprozess das Persönliche keine Rolle. Weder das Persönliche des Arztes – wir können uns weder brüsten noch einen ausbleibenden Erfolg beklagen, denn wir stehen nur zur Verfügung, sind nicht die Bewirker – noch das Persönliche des Patienten oder der Patientin.

Das klingt fast ein bisschen paradox, denn wir brauchen ja mehr denn je die Rückkehr zur Menschlichkeit in der Medizin – denn Patienten sind keine Objekte, sondern leibhaftige menschliche Wesen, zu denen Ärzte eine Beziehung haben. Auch das ist wesentlich für den Erfolg jeder heilsamen Behandlung. Und dennoch ist das heilende Feld ein unpersönlicher Raum, denn in ihm vollzieht sich das Essenzielle auf einer subtilen Bewusstseinsebene, die frei von persönlichen Qualitäten, von Meinungen, Urteilen, persönlichem Involviertsein, von Sympathie und Antipathie ist. Unpersönlich meint, dass das Wesen des Menschen im Vordergrund steht, nicht seine erworbenen Konditionierungen. Der Blick des Arztes richtet sich auf das göttliche Wesen des Menschen, nicht auf seine vordergründigen Probleme, seine Verletzungen, seine Ecken und Kanten. Und der Arzt lässt die seinen ebenfalls außen vor. Paradoxerweise schwingt in dieser Art unpersönlicher Arbeit, die den Menschen gleichwohl voll und ganz annimmt, liebt und achtet, eine tiefere Qualität von Beziehung als jede auf die Persönlichkeit und die Wichtigkeit der Person bezogene Begegnung. In dieser Arbeit schwingt eine über den jeweiligen Menschen weit hinausgehende Liebe. Die Liebe ist das verbindende und tragende Element im heilenden Feld. Ohne die Qualität der Liebe gibt es keine wirkliche Heilung. Heilung und Liebe sind eins.

Das Meer der Möglichkeiten –
nicht des Machbaren

Im heilenden Feld, dem Meer der Möglichkeiten, kann alles geschehen. Nichts ist unmöglich. Aber es ist kein Meer des Machbaren. Arzt und Heiler können nicht bestimmen, ob und wie eine Heilung geschieht oder nicht. Wir können die Patienten einladen, sich allen Möglichkeiten, wieder gesund zu werden, anzuvertrauen. Ich habe mehr als einmal in meinem ärztlichen Leben erfahren, was an Heilsamem geschehen kann, das niemand erwartet hätte. Das Potenzial, das wir einladen können, ist grenzenlos. Aber selbst wenn wir uns bemühen, alte, festgefahrene Bilder und Vorstellungen loszulassen, die uns hindern, uns wieder gesund und ganz zu sehen, selbst wenn wir überzeugt sind, dass wir nicht einfach nur Materie sind, sondern dass sich unser Körper tagtäglich nach einem in-formierten Plan aus dem Energiefeld neu aufbaut, selbst wenn man gesehen hat, wie andere Menschen von schweren Krankheiten geheilt worden sind, so sind das zwar die besten Voraussetzungen, um Heilung einzuladen, aber es gibt da keine Garantie. Wir können einen Heilungsprozess nicht erzwingen. Niemand kann Heilung »machen«. Sie kann nur geschehen. Bei jedem Schritt in Richtung Heilung können wir – Patient und Arzt – uns immer wieder nur der Weisheit des Universums anvertrauen, das Namenlose um seine Hilfe bitten, und mit der Bitte, dem gesprochenen oder stillen Gebet, diese Bitte wieder abgeben: Möge der Wille dessen, das namenlos ist, geschehen. Wir selbst bewirken nichts. Es geschieht. Es heilt.

Zwischen Professionalität und »Es geschieht«

Das bedeutet nicht, dass wir als Ärzte und Ärztinnen unser ganzes Wissen an den Nagel hängen. Es bedeutet auch nicht, dass Patienten sich aus ihrer Verantwortung für ihr Leben stehlen. Keineswegs. Es ist immer ein Schwingen zwischen den beiden Polen: zwischen der gelernten ärztlichen Professionalität, die den sorgfältigen Blick auf alle Ebenen der Medizin hält, die auch nicht die somatische Ebene, die Ebene der konventionellen Medizin aus den Augen verliert, denn vieles gehört auch in den Bereich der Schulmedizin. Und der Ebene, auf der ich all mein erworbenes Wissen für einen Moment vergessen muss, um den Blick uneingeschränkt für Bereiche freizuhalten, die jenseits des alten Paradigmas liegen – Bereiche, die nur zugänglich sind, wenn ich erlerntes, lineares Wissen verlerne, um in Berührung mit einem tieferen und ursprünglichen Wissen zu gelangen. In dieser Spannbreite muss sich ein um Heilung bemühter Arzt bewegen.

Ein bewusster Arzt integriert auch die konventionelle Schulmedizin. Er wirft sie nicht weg, denn er erkennt ihre Qualitäten, er weiß, welch hohen Rang sie im Bereich der somatischen Medizin hat. Aber er kann über dieses Paradigma hinausschauen und die Möglichkeiten ganzheitlicher Medizin in sein Spektrum einbeziehen. Da können energetische Medizintraditionen wie chinesische Medizin oder Homöopathie integriert werden, und da können Heilfähigkeiten wie heilende Berührungen, Kraftübertragungen, das Lösen energetischer Blockaden und Heilungen durch reine Bewusstseinskraft im Sinn nicht-lokaler Fähigkeiten in den Vordergrund treten.

Das Wissen über das *ganze* Spektrum der Medizin sollte unbedingt zum Gegenstand der medizinischen Ausbildung werden. Nicht jeder Arzt oder jede Ärztin muss subtilere Formen des Heilens erlernen und ausüben, aber jeder und jede sollte informiert sein und wissen, wann welche Herangehensweise sinnvoll ist. Wie viele Irrwege der Patienten könnten vermieden werden, oft jahrelange Odysseen durch alle möglichen Praxen und Krankenhäuser, wenn die konventionelle Medizin erkennen könnte, dass nicht jede Krankheit mit einer somatischen Medizin zu behandeln ist. Dass Therapien der konventionellen Medizin bisweilen auch energetische Blockaden verursachen können, die Krankheiten verschleppen und chronifizieren. Wie viele Irrwege und wie viel Geld könnten wir uns sparen, wenn die Patienten bewusste und informierte Ärzte und Ärztinnen hätten, die bei der jeweiligen Störung erkennen könnten, ob ein allopathisches Medikament, eine Operation, eine Chemotherapie oder eine Akupunktur, eine Osteopathie, eine Ernährungsumstellung, die Lösung eines häuslichen Konflikts oder einer belastenden Arbeitssituation notwendig sind. Oder ob vielleicht ein Patient zu einem heilbegabten Menschen geschickt werden sollte, der durch seine intuitiven und seherischen Fähigkeiten und durch die Arbeit auf der subtilen, nicht-lokalen Bewusstseinsebene einem Patienten weiterhelfen kann.

Jenseits von Methoden

Das heilende Feld ist der Ort, an dem die Begegnung zwischen Arzt und Patient stattfindet, die völlig unabhängig von der Art der Medizin und der angewendeten Methoden ist. Jeder Schulmediziner kann, wenn er einen bestimmten Grad an Bewusstheit hat, seine Medizin im heilenden Feld praktizieren. In Wahrheit geschieht jede Arzt-Patienten-Begegnung im heilenden Feld – *ist* das heilende Feld. Die Frage ist nur, wie viel an Potenzialität für die Gesundheit und den Heilungsprozess eines Patienten sich entfalten kann, ohne durch die Einengung auf das alte medizinische Paradigma eingeschränkt zu sein. Ein bewusster Arzt kann Schulmedizin praktizieren, Komplementärmedizin, er kann sich nicht-lokalen Heilmöglichkeiten zuwenden usw. Er kann mit ausreichend Zeit für seine Patienten in einer kleinen privaten Praxis arbeiten oder unter den härteren Bedingungen einer vollen Kassenpraxis, er kann in einer Form der sprechenden Medizin arbeiten oder als Operateur oder Anästhesist, der seine Patienten meist nur unter Narkose sieht, er kann in Gesundheitsbehörden sitzen oder mit komatösen Patienten arbeiten – je bewusster der Arzt oder die Ärztin ist, je mehr sie wahrnehmen, dass der Mensch nicht nur Körper oder Psyche ist, je mehr sie erkennen, dass wir nicht nur die Handelnden sind, sondern auch Raum geben müssen, in dem Dinge geschehen können, desto stärker kann sich ein Heilungsprozess im heilenden Feld entwickeln.

Die weiteste Ebene des heilenden Feldes ist die universelle Intelligenz, durch die sich das Namenlose ausdrückt. Sie ist das eigentliche Feld, der eigentliche Bezugspunkt, an dem und durch den Heilung geschieht – egal welche Medizin wir auf der äußeren Ebene praktizieren –, solange der innere Bezugspunkt klar ist. Wir können das Unmögliche nicht machen, aber wir können eine Haltung gewinnen, in der wir alles für möglich halten, weil wir die Erfahrung gemacht haben, und sie tagtäglich machen, dass mehr zwischen Himmel und Erde möglich ist, als wir es uns je haben ausdenken können.

Heilende Qualitäten

Das Menschenbild

Der Blick auf das heile Wesen des Menschen

Im heilenden Feld geschieht die Begegnung mit den Patienten auf einer »unpersönlichen« Ebene. Als Arzt bin ich das Ufer, das die Wellen des Ozeans empfängt. Das Ich des Arztes oder der Ärztin tritt im Behandlungsprozess zurück. Zugleich tritt das persönliche Ich der Patienten, ihre Ego-Qualitäten, in den Hintergrund, so dass sich der Blick auf das Wesentliche, auf ihren Wesenskern, ihr göttliches Antlitz, richtet.

Damit verändert sich der gesamte Blickwinkel in der Arzt-Patienten-Beziehung. Das Menschenbild wird anders. »Spirituelle Erkenntnis ist die Einsicht, dass alles, was ich wahrnehme, erfahre, denke oder fühle, letztlich nicht ich bin und dass ich mich in allen Dingen, die ständig vergehen, gar nicht finden kann ... Was bleibt, ist das Licht des Bewusstseins, in dem Wahrnehmungen, Erfahrungen, Gedanken und Gefühle kommen und gehen. Das ist Sein, das tiefere, wahre Ich.«[85]

Dadurch ändert sich auch unsere Haltung gegenüber den Menschen. Wo man sich gewöhnlich an äußeren Dingen festbeißt – wie einer sich benimmt, wie gepflegt oder ungepflegt, unhöflich, grantig oder selbstsüchtig er oder sie ist –, wird der Blick für das eigentliche Wesen nun immer freier. Jeder Mensch ist in seinem tiefsten Wesen vollkommen und sehnt sich danach, in dieser Vollkommenheit erkannt zu werden. Es heißt, wir sind nach Seinem Bilde gemacht. Doch wie gern möchten wir einige Bilder, die doch alle nach Seinem gemacht sind, weghaben, nichts mit ihnen zu tun haben. Schauen wir auf ein Neugeborenes, sehen wir unmittelbar die Vollkommenheit dieses kleinen Wesens. Warum sollte dieses Wesen, noch so nah dem Himmel, später weniger den Geruch des Einen, des Namenlosen, haben? Was sich diesem vollkommenen Wesen aufsetzt, ist das Ich, zu dem es zu werden lernt. Die Summe all seiner Lebenserfahrungen. Das Gefühl der eigenen Unvollkommenheit aber führt zu der Neigung, unsere Lebenserfahrungen zu bewerten. Tatsächlich können uns bestimmte Erfahrungen traumatisieren, vor allem wenn wir ihnen in jungen Jahren schutzlos ausgeliefert waren. Wenn das Ich sich mit ihnen identifiziert, dann werden die Erfahrungen zum Ich. Empfanden wir sie als schwer oder schlecht, dann wird das eigene Leben schwer und schlecht.

Aber man ist nicht all diese Erfahrungen, denn das Wesen und die Erfahrungen sind nicht dasselbe. Gerade wenn man mit seinem eigenen Schicksal sehr identifiziert ist und beispielsweise an seinen Krankheiten, an einer schlechten Ehe oder an Arbeitslosigkeit leidet, gerade dann sehnt sich alles in einem danach, dass jemand in Liebe und Achtung auf einen schaut und einen nicht, wie man es leider oft selbst tut, stets nur auf das Leiden reduziert. Wie wohl tut es, wenn wir merken, dass jemand uns in unserer ursprünglichen Vollkommenheit sieht, nicht unbedingt mit Worten, aber in der Haltung, die wir spüren. Dann haben wir das Gefühl, nicht mehr unser Leben wegwerfen zu müssen, sondern für jemanden zu zählen. Und das ist der Anfang, wieder zu beginnen, für uns selbst zu zählen.

Es ist dieser Blick auf uns, diese Haltung, die uns guttut, die unsere Identifikation mit dem Leiden bereits ein kleines Stück löst. Das gehört zur ärztlichen Kunst – den Blick auf das göttliche Antlitz des Patienten zu richten. Dort liegen die größten Ressourcen, das größte Heilungspotenzial.

Ärzte fühlen sich bisweilen kritisiert, wenn sie sich beispielsweise durch Fragen ihrer Patienten selbst in Frage gestellt sehen. Dabei hat der Patient vielleicht nur etwas nicht verstanden oder schätzt seine Situation und seinen Weg zur Heilung subjektiv anders ein.

Patienten dienen nicht der Selbstbestätigung der Ärzte, und umgekehrt auch nicht. Nicht selten wird Ärzten der Vorwurf der Arroganz gemacht. Hinter der Arroganz kann sich manchmal auch Hilflosigkeit verstecken, die mit einer unnahbaren Haltung kaschiert wird. Fühlt man sich selbst überfordert, dann liegt der Versuch nahe, sich durch Arroganz die Menschen fernzuhalten. Arroganz stellt unwillkürlich eine Hierarchie her, in der der Patient unterliegt. Das ist nicht heilsam.

Je bewusster der Arzt seiner selbst ist, desto heilsamer kann seine Behandlung sein. Das heilende Feld ist ein Feld des Bewusstseins. Eine gelungene Arzt-Patienten-Begegnung ist geprägt von gegenseitiger Achtung und Respekt, in der jeder in seinem Bereich ein Profi ist. Der Arzt besitzt das medizinische professionelle Wissen, der Patient ist der Profi für sein Kranksein und für sich selbst. Es gibt niemanden, der den Patienten, seine Beschwerden, seine Nöte und auch sein Krankheitsverständnis besser kennt als er selbst. Ich frage im ersten Gespräch fast jeden Patienten, was er selbst über seine Krankheit denkt. Unter denen, die schon länger krank sind, teils auch schwer krank sind, gibt es fast niemanden, der sich nicht schon mit seiner Krankheit auseinandergesetzt hätte. Wo sie herkommt, womit sie zu tun hat, wann sie besser und wann schlechter wird, in welcher Lebenssituation das Ganze angefangen hat usw. Das kann ich als Arzt nicht wissen. Doch diese Informationen sind sehr wichtig, denn sie bergen oft den Schlüssel, eine Krankheit zu verstehen und sie dann auch effektiv behandeln zu können. Der Mensch muss sich selbst verstehen, um eine Wegänderung einschlagen zu können. Ein Arzt, der nur auf die Symptome achtet, sich aber nicht um deren Entstehung, um die begleitenden Faktoren und die Lebenssituation des Patienten kümmert, der nicht den Patienten nach seiner eigenen Einschätzung fragt, verschenkt wertvolle Informationen für einen wirksamen Heilungsprozess. Die konventionelle Medizin hat hier im Verhältnis zu ihrer technologischen Kompetenz noch einen gewaltigen Nachholbedarf.

Ärzten ist der Mensch wichtig – ein immer noch gültiges Ideal

Die meisten Ärzte und Ärztinnen beginnen ihr Studium aus Idealen heraus. Ihnen geht es darum, Menschen helfen zu können, und nicht primär um Prestige oder Geld. An der Universität Regensburg wurden alle vorklinischen Studenten der Jahre 1997 bis 2001 gefragt, wie sie sich den idealen Arzt vorstellen. Die Studenten hatten sehr homogene und differenzierte Vorstellungen von ihrem Beruf. Im Vordergrund ihrer Ideale standen die Kompetenz des Arztes, seine Aufmerksamkeit gegenüber den Patienten und sein Interesse an ihm. Sensibilität,

Freundlichkeit und sympathische Ausstrahlung erschienen ihnen ebenfalls wichtig.[86]

In einer im Jahr 1999 durchgeführten Studie über die ärztlichen Wunsch- und Leitbilder bei niedergelassenen Ärzten und Ärztinnen schälte sich in Abhängigkeit von der Dauer der Berufstätigkeit heraus, der ideale Arzt sollte kompetent, engagiert und verständnisvoll sein. Er sollte zuhören können, empathisch und fürsorglich sein. Bei den Ärzten und Ärztinnen mit der längsten Berufserfahrung war das am häufigsten genannte Ideal die menschliche Zuwendung.[87]

Es gibt noch eine ganze Reihe von Untersuchungen zu Fragen der ärztlichen Leitbilder, in denen die Eigenschaften von Verlässlichkeit, Vertrauen, Kommunikation, emotionaler Unterstützung und von Respekt und Würde als Ideale hervorgehoben werden.

Im Grunde decken sich die Bedürfnisse der Patienten nach einem menschlichen Umgang mit ihnen und die ideellen Leitbilder der Ärzteschaft sehr gut. Und gleichzeitig klafft eine weite Kluft zwischen Ideal und Wirklichkeit. Ein Problem, das den Idealen entgegensteht, ist gewiss die Überforderung der Ärzte und Ärztinnen durch ein Gesundheitssystem, in dem sie immer mehr zu verwaltenden Bürokraten gemacht werden und in dem immer weniger bezahlt wird für das, was Patienten und Ärzten gleichermaßen am wichtigsten erscheint, nämlich Zeit für ein ärztliches Gespräch. Im Blickwinkel objektiver Wissenschaftlichkeit ist das Subjekt Mensch in den Hintergrund geraten, und viel Geld fließt in die technologische und pharmakologische Seite der Medizin, das einer heilsamen Arzt-Patienten-Begegnung fehlt. Dabei gehört das ärztliche Gespräch zu den erfolgreichsten und preiswertesten medizinischen Maßnahmen.

Erst mit einem Mindestmaß an Zeit kann der Mensch in der Medizin überhaupt in Erscheinung treten. Erst wenn alle Fragen zu einem Krankheitsgeschehen einschließlich ihrer Entstehung und der sie umgebenden Lebensfaktoren geklärt sind, kann man zu einer Einschätzung über die Notwendigkeit weiterer Untersuchungen oder über den nächsten erfolgversprechenden Therapieschritt kommen. Damit lässt sich unnötige Breitbanddiagnostik vermeiden, die viel Geld verschlingt und nicht selten schädliche Nebenwirkungen hat. Allein die Anamnese und die körperliche Untersuchung, gepaart mit ärztlicher Erfahrung und Intuition, führen in 90 Prozent der Krankheitsfälle ohne weitere Diagnostik zu einer richtigen Diagnose. Sich nur auf abstraktes medizinisches Wissen und auf Breitbanddiagnostik zu stützen führt eher zu Unklarheit und Fehleinschätzungen, ist sehr teuer, für die Patienten gefährlich und produziert im Falle zuvor unbekannter, aber irrelevanter Nebenbefunde weitere Diagnostik und auf Seiten der Patienten ein großes Maß an Verunsicherung. Eine gelungene, professionelle Arzt-Patienten-Begegnung, getragen von Intuition und Sensibilität, reduziert die Zahl vermeidbarer Fehler.

Ein weiterer ebenso wichtiger Baustein für einen ganzheitlichen Heilungsprozess ist das Vertrauen, das die Menschen aus der Arzt-Patienten-Begegnung ziehen.

Viele Ärzte und Ärztinnen, die mit Idealen ihren Beruf begonnen haben, sich aber im Laufe der Jahre zunehmend von den eigenen Standesverbänden, dem Gesundheitssystem und den politisch Verantwortlichen im Stich gelassen fühlen, haben inzwischen resigniert. Es gibt bereits den Begriff des »Unhappy Doctor«. Dabei geht es nicht ums Geld, es geht darum, dass sich die Ärzte und Ärztinnen nicht mehr mit ihrer Arbeit identifizieren können. Sie leiden immer mehr unter der Diskrepanz, die sich zwischen beruflichem Ethos und Ideal und den gesellschaftlichen und gesundheitspolitischen Rahmenbedingungen auftut, die kaum noch eine an ihren ursprünglichen Idealen gemessene sinnvolle Arbeit zulässt. 90 Prozent der niedergelassenen Ärzte fühlt sich durch eine die Bürokratie ins uferlose ausweitende Gesetzgebung schwer belastet. 59 Prozent ist ausgelaugt und krank. Im ärztlichen Berufsstand liegt das Suizidrisiko um 50 Prozent höher als in anderen Berufsgruppen; Ärztinnen tragen dabei ein noch extrem höheres Risiko als ihre männlichen Kollegen. Beide leiden stark unter Depressionen und Abhängigkeitsproblemen. Ihr Privatleben bezeichnen 69 Prozent der niedergelassenen Ärzte und Ärztinnen als unbefriedigend, und nur 21 Prozent geben an, genügend Zeit für eigene Interessen zu haben. Die Wahrscheinlichkeit auf Trennung oder Scheidung liegt bei ihnen über dem Durchschnitt.

Welche heilende Ausstrahlung können Ärzte oder Ärztinnen auf ihre Patienten wohl haben, die selbst so unglücklich sind? Braucht es nicht auch heile Ärzte für eine heilsame Medizin?

Die Heilkräfte sind im Menschen selbst

Den Blick auf das immer Gesunde im Menschen zu halten fördert seine Heilkräfte – Heilkräfte, die nicht von außen kommen, sondern die im Menschen selbst liegen. Sich dessen bewusst, heilt der Arzt nicht, indem er etwas von außen in den Patienten hineingibt, sondern indem er einen heilsamen Raum und eine heilsame Atmosphäre schafft, in der Heilung stattfinden kann. Ärzte und Heilerinnen sind wie Hebammen, die dem im Menschen selbst begründeten Heilungsprozess wie einem Neugeborenen auf die Welt helfen.

Heilung geschieht aus dem unendlichen Meer der Möglichkeiten, aus dem heraus in jedem Moment ein Signal zur Wende erklingen kann, dem die materiellen und immateriellen Formen nachfolgen – wie der Fischschwarm, in dem alle Fische auf einen geheimen Befehl hin eine Kehrtwende vollziehen.

Wirklichkeit und Relativität des Leidens

Das Meer der Möglichkeiten verleitet bisweilen zu einer Vorstellung des Machbaren. Da jede Erscheinungsform der Information des Bewusstseinsfeldes folgt und unser Bewusstsein mit daran beteiligt ist, was sich manifestiert, kreieren wir in gewisser Weise unsere Welt und die Bedingungen, in denen wir leben, selbst. Es gibt den Satz: Die Welt der Erscheinungsformen ist eine Illusion – wir erschaffen unsere Welt selbst. Das ist auf einer tiefen, mystischen Ebene ganz richtig. Wenn wir aber diesen Satz, der die absolute Ebene des universellen Bewusstseins betrifft, auf der relativen Ebene des Menschen anzuwenden versuchen, dann kann sich seine tiefere Wahrheit in Lebenszynismus umkehren. Wer wollte sich hinstellen und sagen, die zwei Drittel der Menschheit, die hungern, haben sich ihre Hungerwelt selbst kreiert? Wer ist verantwortlich für Zehntausende Kindersoldaten in der ganzen Welt, die verschleppt und mit dem eigenen Tod bedroht zum Töten gezwungen werden? Haben sich diese Kinder ihre Welt selbst erschaffen? Welche Menschen, von Krieg und Seuchen heimgesucht, haben aktiv diese Möglichkeit ihres Lebens gewählt?

Und umgekehrt, wer von uns in den reichen Ländern hat sich seine Welt des Wohlstands, der Unabhängigkeit und der Geborgenheit selbst erschaffen? All das entspricht unserer Lebensrealität und ist auf dieser Ebene keine Illusion.

Der Körper ist real – auch wenn wir auf einer Ebene sagen können, dass es keine Materie gibt und damit natürlich auch keinen materiellen Körper. Aber wer mit einem gesunden Menschenverstand würde wohl die Existenz des Körpers anzweifeln? Genauso wie der Körper so sind auf dieser Ebene auch Krankheiten, Schmerzen und Leiden real.

In einer tieferen Betrachtung ist aber das, was in unserer dualen Welt real ist, wiederum relativ. Denn Materie, Bewusstsein, Körper, Schmerzen, Leiden etc. sind nur eine Facette dessen, was absolut, immer und ewig ist. Dessen, was der Ursprung von allem ist, was wir in letzter Instanz selbst sind. Das ist, was man vom mystischen Standpunkt aus als »Wirklichkeit« bezeichnet.

Die Dinge des Lebens aber, weil sie endlich und relativ sind, als unwirklich und nicht real zu beschreiben würde zu einem tiefen Missverständnis führen. Der Mensch fühlte sich so zu Recht in seinem Leid nicht gesehen und nicht ernst genommen.

Die Unterscheidung zwischen einer hinter allen Dingen liegenden Wirklichkeit und der Relativität des endlichen Lebens kann dennoch eine große Hilfe in der Bewältigung alltäglichen Leids sein. Werden wir im irdischen Leiden und Schmerz der absoluten Wirklichkeit in allem gewahr, dann mildert das unser Leiden. Es verliert an Kraft und Dynamik und wird nicht unnötig größer, weil man sich verzweifelt an etwas, an das Leben, das vergänglich ist, zu klammern versucht. Man lebt mehr und mehr mit dem, was ist, und nicht mit dem, was man sich wünscht, wie es sein sollte. Man hört auf, gegen die Vergänglichkeit zu kämpfen, indem man erkennt, dass auch die Vergänglichkeit ein Aspekt der Ewigkeit ist. Wenn anstelle des Kampfes ein tiefes Einverstandensein mit jedem Augenblick des Lebens eintritt, dann erlebt der Mensch einen bislang noch nicht gekannten Frieden.

Menschen erfahren das bisweilen kurz vor ihrem Tod, wenn etwas in ihnen weiß, dass sie keine Therapie mehr rettet und sie dem Ende entgegenblicken müssen. In diesem Moment entspannen sich die Züge, der Blick wird frei für eine »jenseitige« Wirklichkeit, und statt der gewohnten Verzweiflung und den Kampfspuren zeichnen plötzlich Liebe und Frieden die Gesichtszüge.

Mit dem Fokus auf dem, was immer und ewig ist, hören wir die Stille hinter allen Dingen. Unsere Gedanken und Ängste, unser medizinisches Wissen und unsere Therapieentscheidungen sind immer relativ. Sie bewegen sich in der Dimension der Relativität und erfassen nicht die Quelle, aus der sie fließen.

Das Relative und das Absolute –
zwei Seiten derselben Medaille

Das alltäglich Relative, das uns durch zu ertragendes Leid und durch Schmerzen oft eine harte Wirklichkeit ist, und das Absolute außerhalb von Raum und Zeit, die Quelle unseres Lebens, sind zwei Seiten ein und derselben Medaille. Wir können sie nicht trennen, aber wir können uns auf sie beziehen. Wer einen Menschen in seinem Schmerz und seinem Leid nicht ernst nimmt, weil sein Fokus nur auf die absolute Wirklichkeit gerichtet ist, der begegnet dem kranken Menschen unmenschlich und zynisch. Von dort gibt es keine Heilung. Umgekehrt, wer nur den Blick auf das Leiden des vergänglichen Leibes und der Psyche hält und vergisst, dass der Mensch weit mehr ist als das, der läuft Gefahr, in Leid und Krankheit steckenzubleiben, sie zu verstärken und sich so seiner tieferen Natur, der er durch das Leiden oft erst begegnet, nicht bewusst zu werden.

Es ist ärztliche Aufgabe, sich um beide Aspekte zu kümmern: sich des ganz konkreten Leids und der Beschwerden anzunehmen, sie zu bezeugen, dem Leiden des Patienten mit liebender Empathie Verständnis entgegenzubringen, ihm zu zeigen, dass er nicht allein damit ist, und alles in seiner Macht Stehende zu tun, um das Leiden zu lindern und die Krankheit, wenn möglich zu einem guten Ende zu bringen. Und gleichermaßen ist es ärztliche Aufgabe, dem kranken Menschen zu helfen, einen Weg zu seiner tieferen Natur zu finden, sein Bewusstsein über das Leiden des Körpers hinweg zu weiten, damit er erfahren kann, dass sein Leben weit mehr ist als nur dieser auf Schmerz und Leid verkürzte Blick. In dieser Spannbreite bewegt sich heilendes Handeln.

Wahrhaftigkeit

Gerade bei terminalen Krankheiten, wenn der Tod unvermeidbar nah kommt, ist es ärztliche Aufgabe, nicht so zu tun, als hätte die Medizin alles im Griff. Wie oft geschieht es noch immer, dass sich Ärzte Patienten gegenüber so verhalten, als wäre Sterben kein Thema, obwohl beispielsweise schon längst klar ist, dass der Tod in der einen oder anderen Form nicht mehr lange auf sich warten lassen wird. Hier dem unwissenden Patienten die wirkliche Situation zu verschweigen und stattdessen die invasiven, erschöpfenden Therapien fortzuführen, ohne auf eine menschliche Ebene zu gehen und den baldigen Tod mit einzubeziehen, ist keine ärztliche Hilfe mehr und trifft nicht die Erfordernisse der Situation. Jeder Mensch hat das Recht zu wissen, dass er in absehbarer Zeit sterben wird – wenn er es wissen will –, denn jeder Mensch muss die Möglichkeit haben, sich innerlich wie äußerlich darauf vorzubereiten. Jemand, der seine Dinge noch nicht in Ordnung gebracht hat, besonders Unerledigtes unter Angehörigen, kann nicht in Frieden gehen. So mancher lang dauernde Todeskampf rührt daher – im Gegensatz zu vielen friedlich sterbenden Menschen, die sich darauf einstellen konnten und das Unvermeidliche akzeptiert haben.

Die ärztliche Ausbildung ist auf die Bekämpfung von Krankheit und die Wiederherstellung von Gesundheit so ausgerichtet, dass sie die Möglichkeit des Todes in gewisser Weise nicht akzeptiert. Tod und Sterben führen ein Schattendasein in der Medizin, denn sie werden eher als Niederlage denn als ein natürlicher Ablöse- und Wandlungsprozess betrachtet, bei dem der Mensch besonders auf Hilfe angewiesen ist. Dieser Prozess ist wie die andere Seite der Geburt, ein Herausschälen der Seele aus ihrer körperlichen Hülle und ein Hineingebären in ihre neue Dimension.[88]

Erst kürzlich erfuhr ich von einer Frau im weiteren Freundeskreis, die einen Krebsrückfall erlitten hatte. Sie wurde noch in eine Klinik für alternative Krebsbehandlungen verlegt, wo sie weitere Chemotherapie und andere stark wirkende Medikamente bekam, die sie sehr erschöpften und die zu starkem

Unwohlsein führten. Aber die behandelnden Ärzte erwähnten mit keinem Wort, dass sie offensichtlich nur noch eine sehr begrenzte Lebenszeit haben würde. Stattdessen diskutierten sie mit ihr über Antibiotika wegen Darmbakterien. Die noch relativ junge Frau ist nach wenigen Tagen gestorben, ohne dass sie oder ihre Familie sich darauf haben vorbereiten können.

Das Problem entsteht unter anderem dann, wenn Ärzte und Ärztinnen selbst Angst vor dem Sterben und dem Tode haben, was durch eine rein materielle Sicht auf die Lebens- und Sterbeprozesse begünstigt wird.

Im Umgang mit dem Tod hat die Hospizbewegung, die sich um die Betreuung sterbender Menschen in Würde und Menschlichkeit bemüht, eine segensreiche Entwicklung in die Medizin gebracht. *Cicely Saunders* gründete 1967 das erste Hospiz in London, das St. Christopher's Hospice. Sie sagte: »Es geht nicht mehr darum, dem begrenzten Leben Zeit hinzuzufügen, sondern alles daran zu setzen, der begrenzten Zeit Leben zu geben.«[89] Seitdem sind auch in Deutschland eine ganze Reihe von Hospiz-Einrichtungen entstanden, die teils klinisch-stationär auf Palliativstationen arbeiten und zum großen Teil auch ambulant Menschen in ihren Sterbeprozessen begleiten. In der Hospizarbeit sind speziell dafür ausgebildete Laien tätig wie auch in diesem Bereich spezialisierte Ärztinnen, Ärzte, Krankenschwestern und -pfleger, die sich Fragen des körperlichen Leidens wie Schmerzen und Atemnot, des psychischen Leidens wie der Ängste und Fragen der Seele annehmen. Es muss heute in unseren Breitengraden niemand mehr unmenschlich im Ablöseprozess leiden.

Der Tod ist wie das Ablegen eines Mantels. Darunter erscheint die Ewigkeit des Lebens. Eines Nachts erwachte ich in meinem dunklen Zimmer in der Abtei Frauenchiemsee, wo ich ein Seminar leitete. Mein Herz schmerzte. Nie hatte ich bisher Herzschmerzen gehabt. Doch ich wusste unmittelbar, dass ich in diesem Moment sterben konnte. Ich war allein, niemand würde mich hören, keiner meiner Kursteilnehmer, die ja immerhin Ärzte waren.

Ich würde niemanden rufen. Spürte deutlich den schmalen Grad zwischen Leben und Tod. Ich konnte den Tod förmlich als Anwesenheit im Zimmer spüren.

Da löste sich etwas in mir. Ich hatte keine Angst. Wenn ich denn jetzt gehen müsste, dann wäre es recht, wie es ist. Ich spürte keinen Widerstand. Vielleicht ein leichtes Bedauern, mich nicht von meinen Liebsten verabschieden zu können. Ich war frei.

Um wie viel reicher ist mein Leben angesichts des Todes geworden, um wie viel freier? Die Endlichkeit ist absorbiert im unendlichen Raum.

Begegnung von Herz zu Herz

Im heilenden Feld ist das Bewusstsein des Arztes eins mit dem des Patienten. Die herkömmliche Beziehung zwischen Arzt und Patient, eine Subjekt-Objekt-Beziehung, weitet sich in einen heilsamen Raum, in dem das subjektiv Menschliche zum wesentlichen Bezugspunkt der heilenden Beziehung wird. Die Versachlichung von Krankheit und Gesundheit entspricht der intellektuellen Analyse der Krankheitssituation. Das subjektive Element fügt dem Intellekt eine Herzensqualität hinzu.

Da das heilende Feld ein Bewusstseinsraum ist, der weit über das Ego hinausreicht, können alle hindernden Vorstellungen über Rollen, alle Meinungen, Projektionen, Ängste, Vorurteile, prognostischen und therapeutischen Einschränkungen fallengelassen werden. Im heilenden Feld spricht unser Herz. Wenn ich an keiner Rolle, an keiner Doktrin, an keiner Rücksicht auf Meinungen, die andere über mich haben könnten, festhalten muss, kann ich auch als Arzt in eine radikal gewagte Begegnung eintreten, die mich selbst bewegt, und aus der ich selbst verändert hervorgehe. Ich muss keinem Selbstbild mehr entsprechen und darf bei aller beruflichen Kompetenz auch mein letztendliches Nicht-Wissen offenbaren. Ich darf und muss verletzlich sein, weil ich mich ganz hineinbegebe, nicht mehr außen vor lasse. All das macht mich als Arzt menschlicher, erfahrbarer, vertrauenswürdiger und authentischer. Unser Herz öffnet die Herzen. Arzt und Patient begegnen sich von Herz zu Herz, und jede wirkliche Begegnung verändert mich und den anderen. Das ist nicht der Preis, sondern das Geschenk der Begegnung. Denn in dieser wahrhaftigen Art und Weise, uns zu begegnen, gewinnen wir alle.

In der Herzensbegegnung sehen wir über die oberflächlichen Motive des Egos, so extrem sie auch sein mögen, hinweg und finden den Ort im anderen Herzen, der sich nach genau demselben sehnt, wonach auch wir uns sehnen. Wir begegnen einander auf einer tiefen, wahrhaft menschlichen Ebene. Das ist die beste Voraussetzung für einen Heilungsprozess.

Die Begegnung von Herz zu Herz ist mit jedem Menschen, mit jedem Patienten und jeder Patientin möglich und keine Frage von Raum und Zeit oder Kosten im Gesundheitssystem. Sie ist möglich in einer vollen Sprechstunde, und sie ist möglich im Operationssaal am betäubten Menschen oder mit einem im Koma bewusstlosen Patienten.

Jeder Arzt und jede Ärztin schwören heute noch den Eid des Hippokrates. Sein zentraler Vers lautet: »Heilig und rein will ich mein Leben und meine Kunst ausrichten und bewahren.«[90] In der hippokratischen Tradition repräsentiert dieser fünfte und damit mittlere von insgesamt neun Versen das Herzzentrum als Ort der apollinischen Heilkraft – *apollos iatros* = der Gott Apoll als Arzt. So ist das Herz transkulturell das Leitzentrum des Heilens, repräsentiert höchste Heilkraft und spirituelle Kraft. »Heilig« drückt den Bezug des Heilens zum Numinosen aus, dessen der bewusste Arzt gewahr ist. »Reinheit« meint die Reinheit der Absicht und die reine, unvoreingenommene und unverfälschte Wahrnehmung, die im heilenden Feld von Arzt und Patient ihre Wirkung entfaltet. Es geht hier um keine moralische Qualität. »Heilig und rein« entspricht einer Ausstrahlung des Herzens, die den anderen tief berührt und heil werden lässt. Zur Heilung braucht es Beherztheit, die weit über das Technische unserer heutigen Medizin hinausgeht.
Errichten wir aus dieser Prämisse unser neues Gesundheitssystem, gestalten wir aus dieser Herzensqualität unsere Krankenhäuser und Praxen. Lösen wir die alten, medizinischen Machthierarchien auf durch eine Hierarchie des Herzens.

Lieben über das Persönliche hinaus

Heilende Kraft und Dynamik –
ohne Grund und ohne Bedingung

Es geht hier um jene Liebe zum Menschen, die sich auf sein tieferes, göttliches Wesen bezieht. In dieser Hinsicht ist sie unpersönlich.

Sie ist keine Liebe auf einer Beziehungsebene zwischen zwei Personen mit ihren vielfältigen Interaktionen und Verstrickungsmöglichkeiten. Diese Liebe ist mehr eine verbindende Grundsubstanz wie das Vakuummedium des Universums, das alles, was existiert, in zeitloser unmittelbarer Kommunikation und Verbindung hält. Das Universum hat den Geschmack der Liebe, und jede Form von Heilen hat den Geschmack der Liebe. Heilen und Liebe sind ihrer Natur nach eins.

Die heilende Liebe ist nicht sentimental, es geht nicht um die Ebene von »ich liebe dich«. Eine Ebene, die in der Regel mehr »ich brauche dich, und ich will dich« bedeutet und die oft mehr mit unseren eigenen unerfüllten Wünschen als mit aufrichtiger Liebe ohne Bedingungen zu tun hat. Diese Liebe ist auch nicht sexuell gemeint – Sexualität als ein Aspekt menschlicher, bezogener Liebe, die zwei Menschen auf der persönlichen, intimen Ebene miteinander teilen.

Liebe ist höchste heilende Dynamik. Wenn sich der Mensch geliebt fühlt, dann ist er zu allem fähig. Liebe versetzt Berge. Auch wenn die Liebe unpersönlich ist – das heißt unabhängig von den Eigenschaften des Menschen, den wir lieben –, so spürt der Mensch sich gerade dadurch in besonderer Weise angenommen und genährt.

Es ist diese Art der Liebe, die heilt. Jeder wirkliche Heilungsprozess ist von dieser Liebe getragen. Sie heilt im Bewusstseinsfeld des Menschen, heilt seine Seele, und alles andere folgt.

Eine Patientin sprach über ihre Fortschritte: dass sie die Mutter, die ihr in jungen Jahren tatsächlich nicht gutgetan hatte, inzwischen akzeptieren könne. Sie wohnte noch immer mit ihr zusammen, und sie bezeichnete es als ihren Versuch, nicht durch Weglaufen, sondern durch Bleiben wieder heil zu werden. Wir sprachen eine Weile über die Situation und kamen zu dem Punkt: Was auch immer gewesen sein mag, wenn sie den Gedanken der Trennung aufgeben könnte, dass sie und die Mutter zwei getrennte Wesen, verbunden in Schuld und Unschuld, seien, und stattdessen das göttliche Antlitz ihrer Mutter zum Bezugspunkt nehmen könnte, in dem sie sich selbst erkennt, weil sie es selbst auch ist, dann würde das zu einer tiefen Versöhnung führen. Denn dies ist der Ort, wo die Liebe fließt, es ist der Ort, an dem sie, die Patientin, sich auch selbst wieder lieben kann.

Lieben heilt mich selbst und den anderen

Es ist sehr bemerkenswert, dass der Begriff der Liebe in unserer Medizin verbannt zu sein scheint. Ärzte scheinen sich unglaubwürdig zu machen, wenn sie das Wort Liebe in den Mund nehmen. In der wissenschaftlichen Literatur ist unter zigtausend Studien das Wort Liebe nicht zu finden, allenfalls im Kontext von körperlicher Liebe. Oder verschlüsselt als soziale Geborgenheit oder soziales Umfeld usw. Dabei ist Liebe die Grunderfahrung eines gelungenen Lebens. Und der Mangel an Liebe ist einer der wichtigsten krankheitsfördernden Faktoren, wie nicht zuletzt aus den bereits zitierten Studien hervorgeht. Das gilt für den individuellen Menschen genauso wie global.

Unpersönliche, auf das tiefere Wesen des Menschen blickende Liebe ist nicht unbedingt nett und schön. Es geht nicht darum, es dem einen oder der anderen recht zu machen oder Dinge zu bemänteln. Liebe kann durchaus auch nein sagen. Manchmal ist das Nein Ausdruck von Liebe. Wenn z. B. das eigene volljährige Kind Drogen konsumiert und sich nach allen gemeinsamen Anstrengungen nicht um einen Entzug und um die Therapie seiner Abhängigkeit kümmert, nicht bereit ist, in Behandlung zu gehen oder in eine Entzugsklinik, dann kann es ein Akt der Liebe sein, diesen so geliebten Menschen aus dem Haus zu werfen und ihm erst dann wieder Unterstützung zu geben, wenn er sich besinnt. Da kann die Liebe auch schmerzen.

Der Liebe in sich selbst einen Platz zu geben ist der Beginn für einen grundlegenden Wandel des eigenen Lebens und der Beziehungen, die wir in so vielfältiger Weise im Leben unterhalten. Alle Mangelerfahrungen des Ichs können dann zum Ausgangspunkt der Wiederentdeckung der Liebe werden. Es gibt keine Erfahrung, die nicht in sich selbst das Potenzial zur Heilung trägt. Beispielsweise kann der Schmerz eines Kindes, das einen Elternteil wegen Krebs verloren hat oder erleben musste, wie ein naher und geliebter Angehöriger unter schwerer Krankheit gelitten hat, zum Ausgangspunkt werden, als Erwachsener den Beruf des Arztes zu ergreifen oder in die medizinische Forschung zu gehen, was er ohne diese Erfahrung vielleicht nie gemacht hätte. Ein Mensch, der in seiner

Familie oder durch besondere Lebensumstände traumatisiert wurde, entwickelt möglicherweise aus dieser Erfahrung heraus ein tiefes Bewusstsein für die Nöte von traumatisierten Menschen und kann später z. B. als Traumatherapeut solchen Menschen viel besser helfen als jemand ohne solche Erfahrungen. Dies wird möglich, wenn man die eigene Geschichte im Raum umfassender Liebe annehmen und so Frieden mit sich und der eigenen Vergangenheit schließen kann.

Der Mensch in der Tiefe *ist* Liebe, so wie der Mensch in seinem Wesen heil ist. Das Ringen darum, von anderen geliebt zu werden, findet ein Ende, wenn man zu erkennen beginnt, dass man selbst Liebe ist. Dann hört das Ringen nach Liebe von selbst auf, denn es gibt nichts mehr, worum man noch ringen könnte. Denn das, wonach wir uns unser ganzes Leben lang gesehnt haben, besaßen wir immer, ohne es gewusst zu haben – wir sind es immer gewesen, sind es und werden es immer sein, worauf unsere Sehnsucht sich richtete.
Im Erkennen unserer wahren Natur fangen wir an, selbst Liebe auszustrahlen und sie anderen zu geben. Nicht weil die anderen sie nicht hätten, sondern weil sie sich so wieder an ihr wirkliches Sein erinnern können. Das ist menschliche und ärztliche Aufgabe. Jeder Mensch beginnt zu heilen, wenn er sich in seinem Wesen, in seiner Liebe, erkennen kann.

Wie die Liebe alle Lebensbereiche durchdringen kann, wie sie sich als unpersönliche Kraft in Schönheit entfaltet, wie sie als Substanz des eigenen Seins erlebt wird, zeigt der Traum einer Patientin, die ich über mehrere Wochen behandelt habe. Sie ist Lehrerin, die ihre Arbeit engagiert und gern macht, die sich aber oft ratlos den Anforderungen des Schulsystems gegenübersieht, sich erschöpft und unter dem Druck einer überbordenden Verantwortung für die Erziehung der ihr anvertrauten Kinder fühlt. Körperlich leidet sie unter einem hohen Blutdruck, der vom Hausarzt medikamentös behandelt wurde. Sie träumte den folgenden Traum:

»Ich fühle mich mit einem mir sehr vertrauten Menschen liebevoll verbunden. Plötzlich ist die Liebe nicht mehr an diesen Menschen gebunden und füllt den ganzen Raum aus. Die Liebe ist beglückend schön und doch gleichzeitig nichts Besonderes, ganz selbstverständlich ist sie und einfach. Sie ist einfach da und füllt alles aus. Ich bin ein Teil davon.

Da erscheinen vor mir die zwei Seiten der Zeugnismaske (in der Realität bin ich als Lehrerin gerade beim Zeugnisschreiben). In manchen Textfeldern der Beurteilung steht schon etwas, in anderen noch nichts. Ich weiß mit einem Mal, dass ich in die noch leeren Stellen nur das Wort ›Liebe‹ schreiben kann und muss, denn da ist nichts anderes mehr. Es gibt keine anderen Wörter und Gedanken mehr, denn alles im Raum ist ohne Ende mit Liebe ausgefüllt.«

Welche Kraft hätten wohl unsere ärztlichen Behandlungen, wenn wir mit bedingungsloser, annehmender Liebe arbeiteten? Allem im Menschen einen Platz der Liebe zu geben – eine Dynamik, die alles bewirken kann.

Lieben – die fundamentale Bejahung des Lebens

Liebe ist ein fundamentales Ja zu dem, was ist. Als *Krishnamurti* am Ende seines Lebens von seinen Schülern gefragt wurde, doch endlich das Geheimnis seiner Lehre zu lüften, sagte er erstaunt: »Das wisst ihr nicht? Dann werde ich es euch jetzt sagen: Mein Geheimnis ist, dass ich nie etwas gegen das habe, was ist.«[91] Ein fundamentales Ja ist die fundamentale Bejahung des Lebens. Man widerstrebt nicht mehr dem, was ist. Ich bin mit dem Augenblick, wie er ist, absolut einverstanden. Jeder Moment ist, wie er ist, vollkommen. Denn das Leben findet in eben diesem Augenblick statt, in keinem anderen. Das, was passiert, wenn wir den Augenblick nicht annehmen, sondern mit ihm hadern, ist, dass wir im selben Augenblick unser Leben fortwerfen, denn er ist unser einziges Leben.

Aber meist lehnen wir ab, was gerade ist. Die Ursache der Ablehnung liegt gewöhnlich nicht in der Situation selbst, sondern in unserer Beziehung zur Situation, in unserer Vorstellung, wie dieser Moment gerade sein sollte. Wir hegen beständig Erwartungen, wie das Leben sein sollte, und wenn es anders ist, beginnen wir zu hadern. Kann ich das, was ist, nehmen und akzeptieren, dann gibt es kein Problem. Nur bricht sich das, was ist, oft an unseren Erwartungen, wie wir es gern gehabt hätten. Und je mehr Erwartungen ich habe, wie etwas zu sein hat, desto größer ist die Wahrscheinlichkeit, dass ich enttäuscht werde. Mit anderen Worten, *meine Erwartungen sind für meine Enttäuschung verantwortlich,* nicht das, was ist. Die Wurzel all meiner Unzufriedenheit liegt in mir selbst, in meinen Erwartungen, nicht in dem, was das Leben mir entgegenbringt.

Die Fähigkeit zum fundamentalen Ja birgt in sich den größtmöglichen Frieden. Ja bezieht sich immer auf den gegenwärtigen Moment und hat nichts mit Fatalismus oder die Hände in den Schoß legen zu tun. Es geht lediglich darum, der gegenwärtigen Situation überhaupt einen Platz zu geben – einen

Platz, der zum Ausgangspunkt für einen nächsten Schritt werden kann. Jede Situation ist Gegenstand der Überprüfung. Ist das, was ist, nicht stimmig, dann wird der nächste Schritt sein, die Situation so zu ändern, dass sie in größerem Einklang mit mir selbst ist. Dieser Schritt schafft eine neue Situation, eine neue, momentane Lebensrealität. Auch sie kann ich mit einem fundamentalen Ja willkommen heißen, überprüfen und gegebenenfalls einen neuen Schritt zu ihrer Änderung einleiten. Die Situation zu überprüfen ist keine Frage von Ärger oder Unwillen, denn sie wird nicht bewertet, lediglich auf ihre Stimmigkeit überprüft – ohne Hadern, ohne Ressentiments.

Unfrieden heißt, nicht im Frieden zu sein. Dabei sind die Schuldigen immer die anderen, die einem das Glück verweigern. Aber was ist schon Glück? Wie relativ ist das, was wir Glück nennen. Und wie oft erkennen wir nicht das Glück, in dem wir schon längst leben.

Glück oder Unglück?

Eines Tages kommt ein Bauer aufgeregt zum Dorfweisen gelaufen und ruft: »Weiser, Weiser, welch ein Glück. Mein Sohn hat ein Wildpferd gefangen!« Der weise Mann hört es und zuckt mit den Schultern. Sagt: »Glück oder Unglück? Wer weiß?« Am nächsten Tag kommt der Bauer todunglücklich zum Haus des Weisen und klagt: »O Weiser, welch ein Unglück! Mein Sohn wollte das Pferd zureiten, ist gestürzt und hat sich das Bein gebrochen.« »Glück oder Unglück?«, erwidert der Weise. »Wer weiß?« Am dritten Tag läuft der Bauer dem Weisen jubelnd entgegen: »Weiser, was für ein Glück! Die Soldaten sind gekommen und haben alle jungen Männer zum Kriegsdienst geholt. Nur meinen Sohn nicht, weil er ein gebrochenes Bein hat!« – Glück oder Unglück? Diese chinesische Parabel lässt sich endlos so weiterspinnen. Glück und Unglück sind ganz und gar relativ, nicht die Wirklichkeit selbst. Sie sind nichts weiter als unsere Beurteilung einer Situation, nicht die Situation selbst. Der Weise nimmt einfach nur an, was ist – ohne zu urteilen. So lebt er ein fundamentales Ja zum Leben – die äußere Erscheinungsform der Liebe. Liebe umarmt alles, ist Ausdruck des Einen, der Ganzheit, in der ich nicht getrennt vom anderen bin. Auf der Ebene der Dualität sind Glück und Unglück instabil und zerbrechlich, aber darunter fließt es zeitlos aus der steten Quelle des Lebens.

Die heilende Kraft der Versöhnung

Heilarbeit ist Friedensarbeit. Sie versöhnt die inneren Gegensätze. Jeder Moment des Haderns nimmt Lebenskraft und kann so den Boden für Krankheit bereiten. Jeder Moment des Annehmens und damit der Versöhnung erlöst gebundene Lebenskraft, die dann wieder einem Heilungsprozess zur Verfügung steht.

Vor einiger Zeit habe ich eine Patientin mit starken Schmerzen im ganzen Körper behandelt, für die es keine organischen Gründe gab. Die Frau Ende vierzig hatte sich über viele Jahre den unterschiedlichsten Behandlungen in den verschiedensten Kliniken und bei vielen Ärzten unterzogen und nahm täglich eine Menge starker Schmerzmittel ein. Sie kam zu mir und fragte nach Akupunktur. Da sie eine mehrstündige Anfahrt hatte, behandelte ich sie etwa alle zwei Wochen. Dank Akupunktur und chinesischen Arzneikräutern kam es zu einer Besserung. In unseren Gesprächen streiften wir immer wieder ihre Lebensgeschichte, die voller unerlöster Hassgefühle und Vorwürfe war. Sie konnte weder sich selbst noch ihre Lebenssituation, noch ihre Familie annehmen. Sie war aus den verschiedensten Gründen voller Ablehnung ihrem Elternhaus gegenüber. Eines Tages nahm sie für die Rückfahrt mit der Bahn ein kleines Büchlein aus der Praxis mit – ein Büchlein über die Geheimnisse und Geschichten von Hofkapellen.[92] Sie las darin während der Bahnfahrt und gelangte plötzlich in eine Art meditativen Zustand, in dem sie sich selbst an der Kapelle ihres Heimatdorfes sah, in dem sie seit ihrer Kindheit nicht mehr gewesen war. Irgendwie wusste sie, dass sie in ihr Dorf fahren und ihre Eltern aufsuchen musste, die sie ebenfalls seit Jahren nicht mehr gesehen hatte. Als sie das nächste Mal in die Behandlung kam, hatte sich atmosphärisch etwas grundsätzlich verändert. Da war eine andere Ausstrahlung. Da waren kein Hadern und kein Zwiespalt mehr. Sie erzählte von ihrem Besuch im Heimatdorf und bei ihren Eltern, und sie berichtete, dass sie sich durch diesen Besuch tief erlöst fühlte. Etwas war geheilt. Sie konnte ihren Eltern, ohne mit ihnen darüber sprechen zu müssen, tief verzeihen. Und sie konnte auch auf ihre eigene Unversöhnlichkeit schauen. Der Hass, der von Kindheit an ihr Leben vergiftet hatte, hatte sich aufgelöst. Und mit dem Hass waren auch die Schmerzen gegangen. Wir führten noch ein paar Behandlungen durch, aber die Schmerzen waren und blieben wie weggeblasen. Innerer Frieden war eingekehrt.

Versöhnung ist in erster Linie ein Vorgang in uns selbst, erst in zweiter Linie kann es sich ergeben, dass Versöhnung auch außen ausgedrückt werden muss. Selbst wenn uns etwas zu Unrecht von außen widerfahren ist, so können wir um unserer selbst wie um der anderen willen Versöhnung üben. An uns liegt es, den ersten Schritt zu tun. Es macht keinen Sinn, immer darauf zu warten, dass der andere sich auf uns zubewegt. Wenn ich mir wünsche, dass die andere auf mich zukommt, dann ist es der einfachste und erfolgversprechendste Weg, selbst auf sie zuzugehen. Wenn ich mir sehnlichst wünsche, geliebt zu werden – und wie oft ist das unser sehnlichster Wunsch –, dann ist es der wirksamste Weg zu beginnen, selbst zu lieben. Die anderen zu lieben. Es ist ein Gesetz, dass aufrichtige, bedingungslose Liebe – nicht »ich liebe dich, wenn ...« oder »ich will dich« – Liebe hervorbringt. Liebe wird umso mehr, je mehr man davon verschenkt. Unsere Liebesfähigkeit zu erwecken bedeutet, den Anschluss an unsere Lebenskraft zu gewinnen. Liebe antwortet auf Liebe – Leben antwortet auf Leben.

Oft sind wir uns der eigenen Liebesfähigkeit gar nicht bewusst, weil wir bestimmte Selbstbilder mit uns herumtragen und kultivieren. Das Selbstbild »ich bin nicht liebenswert« ist ein großes Hindernis, weil wir diesen Bildern Glauben schenken. Dabei ist es eben nur ein *Bild,* nicht die Wirklichkeit – ein Bild, das ausschließlich in unserer Phantasie existiert.

Vor vielen Jahren, als ich schon einige Zeit bei meiner spirituellen Lehrerin *Irina Tweedie* war[93], schrieb ich ihr einmal verzweifelt, ich wisse gar nicht, was lieben sei, und könne meine Liebe im Herzen nicht spüren. Sie antwortete mir: »Du bist voller Liebe.« Das musste ich erst einmal begreifen. Heute weiß ich, dass sie recht hatte. Jeder Mensch ist voller Liebe – nur manchmal schneiden wir uns allzu leicht von ihr ab. Aber auch wenn wir sie nicht wahrnehmen, so ist sie in der Tiefe immer da. Jeden Augenblick. Jetzt. In jedem. Denn wir sind aus Liebe geschaffen.

Krankheit annehmen – ein Akt heilenden Liebens

Ja zur eigenen Krankheit zu sagen ist etwas, das vielen Menschen naturgemäß nicht leicht fällt. Wir tun uns schwer, Krankheit als einen momentanen Zustand des Lebens anzunehmen, und akzeptieren uns nicht, wenn wir krank sind. Wir akzeptieren nicht, schwach zu sein, Hilfe zu brauchen, nicht nützlich zu sein und anderen zur Last zu fallen. Die meisten Menschen lehnen ihre Krankheit ab. Da wir aber nicht von unseren Zuständen getrennt existieren, lehnen wir damit auch uns selbst ab. So kappen wir oft selbst unsere Lebenswurzeln und finden keine Kraft mehr fürs Gesundwerden.

Die eigene Krankheit annehmen heißt aber nicht sich mit ihr identifizieren. Identifikation macht die Krankheit zum Lebensinhalt. Nichts außerhalb der Krankheit ist dann noch wichtig. Die Krankheit annehmen heißt den Status Quo akzeptieren. Keine Energie gegen das, was ist, vergeuden. Ja zur Krankheit sagen heißt jeden Widerstand aufgeben, dann erst kann sie ernst genommen und zum Ausgangspunkt der Heilung werden. Fühlt man sich als Mensch wertlos, weil man krank ist, dann nimmt man sich eine große Chance auf Heilung, weil man seine Kräfte in schlechte Gefühle investiert anstatt in den nächsten Schritt. Wesentlich ist, nicht zu werten. Das Leiden verstärkt sich durch unsere Bewertung des Krankseins, was Gefühle von Ausgeliefertsein, von Unfähigkeit und Ohnmacht und Zu-nichts-mehr-nütze-Sein hervorruft. Die Krankheit als das anzunehmen, was sie ist, ohne dabei unseren Wert und unsere Selbstliebe in Frage zu stellen, ist ein heilsamer Akt der Liebe und eine Wende in Richtung Heilung. Denn darin erkennen wir unsere eigene göttliche Natur, die unverbrüchliche Ganzheit von Körper, Geist und Seele jenseits von Krankheit und Leiden.

Schuld und Unschuld

Schuldzuweisungen und Schuldgefühle sind ein Hindernis für die innere Versöhnung. Sie können gewichtige Ursachen für die Entstehung von Krankheit sein. Um andere, vielleicht geliebte Menschen zu schützen, nehmen manche sogar eine Schuld auf sich, die sie gar nicht haben. Manchmal machen sich Menschen unbewusst zu Tätern, die eigentlich das Opfer waren.

Schuld ist, anders als die Fragen nach Ursache und Verantwortung, eine moralische Kategorie. Je nach unserem kulturellen und religiösen Hintergrund bestimmen uns unbewusst moralische Wertvorstellungen. In den christlichen Kirchen ist das Thema Schuld und Sünde von großer Bedeutung. Nicht selten brauchen Menschen Jahrzehnte, um sich von solchen Botschaften zu befreien, leider oft um den Preis, dass sie sich ganz von Religion und Spiritualität abwenden. So bleiben sie mit ihrer Sehnsucht nach spiritueller Erfüllung allein zurück. Der Mensch hat aber ein natürliches Empfinden für die numinose Dimension des Lebens. Die Seele sehnt sich nach ihrer Anbindung ans Universelle – ihr Zuhause. Hat die spirituelle Sehnsucht keinen Ort und keine Ausrichtung, der sie sich zuwenden kann, dann kann das zum Ausgangspunkt von Leid und Krankheit werden. Es macht krank, ohne Erfüllung und Sinn zu leben, denn es entleert und trennt uns von der Wurzel des Lebens.

Solange wir Sinn und Erfüllung in unseren Kindern, unseren

Berufen, unserer Familie oder anderen Bereichen unseres äußeren Lebens finden, strömt die spirituelle Sehnsucht nur leise und fast unbemerkt im Hintergrund. Wenn aber die Kinder aus dem Haus sind, der Gipfel der Karriere überschritten oder die Familie auseinandergegangen ist, tauchen diese Fragen plötzlich und unerwartet auf. Gerade Krisen und Krankheiten bringen uns Fragen unseres existenziellen Sinns näher. Wozu bin ich hier? Was für einen Sinn macht mein Leben? Meine ganze Mühe und Anstrengung? Warum? Woher komme ich? Wohin gehe ich?

Kommen in solchen Situationen, in solchen Krisen, die oft auch Krankheitsbeschwerden verursachen, Patienten zu uns als Ärzte und Ärztinnen, dann müssen wir darauf vorbereitet sein. Wir sollten solche Fragestellungen kennen und erkennen. Wir sollten in der Lage sein, dann für die Patienten da zu sein und ihnen zu helfen, einen weiteren Schritt zu gehen. Wenn man das selbst nicht kann, dann sollte man die Patienten zu jemandem schicken können, der über die Dimension von Körper und Psyche hinaussehen kann.

So kam kürzlich eine Patientin in die Sprechstunde, die verzweifelt war, weil sie nicht schwanger wurde. Ich erfuhr von ihr, dass sie schon zwei kleine Kinder hatte. Dennoch war ihr Kinderwunsch schier übermächtig. Alles, wonach sie sich in ihrem Leben immer gesehnt hatte, hatte sich erfüllt: Sie war erfolgreiche Ärztin, hatte einen liebevollen Mann, lebte in einem schönen Haus mit zwei entzückenden Kindern. In tieferer Betrachtung fanden wir gemeinsam heraus, dass der verzweifelte Wunsch nach einem weiteren Kind stellvertretend für ihre spirituelle Suche stand. Ihr Herz war erfüllt von spiritueller Sehnsucht und Sinnerfüllung, was sie irgendwo ahnte, wofür sie aber noch keinen Weg für sich wusste. Sie begann zu meditieren und sich auf ihre spirituelle Sehnsucht einzulassen. Der äußere Kinderwunsch ließ unmittelbar nach, und sie machte sich daran – schwanger mit der Sehnsucht nach dem Göttlichen –, diese Qualität in ihr Leben zu bringen.

Vergebung sieht, dass es keinen wirklichen Grund zur Vergebung gibt

Versöhnung und Vergebung bedeuten loszulassen – in erster Linie alte, unnütze Denkmuster. Vergebung heißt, den Menschen so zu sehen, wie er ist. Ihn anzunehmen, wie er ist. Bedingungslos. Zu erkennen, wie jemand ist, wendet den Blick von der Oberfläche zur Tiefe des Wesens. Dort entdecken wir einen Menschen, der uns gleicht, der sich nach derselben Erfüllung sehnt wie wir selbst, der ebenfalls gelitten hat, der auf seine Weise versucht hat, das Beste zu tun, der aber genauso unvollkommen ist und Fehler macht wie wir selbst. Wir sind Teil der vollkommenen Schöpfung, die nur dadurch ganz und vollkommen ist, dass sie auch der Unvollkommenheit einen Platz gibt. Das Göttliche erkennt sich auch in der Unvollkommenheit. Das ist ein mystisches Paradox, ein Koan, wie es sich in der Frage spiegelt: Kann der allmächtige Gott einen Stein schaffen, den er nicht heben kann?
Wir können nichts vom Göttlichen wegnehmen, denn alles unter diesem Himmel ist Ausdruck des einen Namenlosen. Und ist es nicht auch eine Erlösung, dass wir unvollkommen sein dürfen? Ja, dass die Unvollkommenheit das Kennzeichen des Irdischen ist. Warum wohl gibt es in den Moscheen, den muslimischen Gotteshäusern, immer eine Kachel, die falsch gesetzt

ist? Es ist der Tribut an die Unvollkommenheit, die das Vollkommene erst vollkommen macht.

»Wenn wir die Menschen so sehen, wie sie sind, dann sind wir im Begriff, Vergebung zu üben«, sagt *Gerald Jampolsky*. »Wenn wir sie aber nur ansehen, um uns ihre vergangenen Fehler in Erinnerung zu rufen, dann werden sie zu einem Mittel, uns selbst zu verletzen ... Echte Vergebung sieht, dass es keinen wirklichen Grund zur Vergebung gibt, und damit das geschehen kann, muss ein neuer Grund für die Unschuld erkannt werden.«[94] Der eigentliche Grund der Unschuld liegt im Wesenskern des Menschen selbst, in seiner geheimnisvollen, leuchtenden Natur. Wenn wir lernen, hinter die Fassade des anderen zu schauen, sein Wesen zu sehen und nicht so sehr sein konditioniertes Ich, wenn wir beginnen, von Herz zu Herz in der Sprache der Liebe miteinander zu kommunizieren, dann setzt ein tiefer Heilungsprozess in uns selbst und im anderen ein. Versöhnung auf der tiefsten Ebene findet statt. Ich korrespondiere nicht mehr nur mit der Oberfläche, sondern mit dem ganzen Menschen, so wie er ist, nicht wie ich meine, dass er sein sollte. Mehr und mehr wird das Wunder der einzigartigen göttlichen Natur des Menschen der Bezugspunkt, die immer und ewig ganz und heil ist, die irdische Seite der Medaille eines ungetrennten Universums, dessen Quelle keinen Namen trägt.

Arzt und Patient
im neuen Paradigma

Im neuen Paradigma ist der Fokus auf das im Menschen gerichtet, was uns lebendig sein lässt, was die Augen sehen lässt, das Herz schlagen lässt usw. Auf dieses Eine, das alle Menschen, alle Form gleichermaßen durchdringt – das Leben selbst. Dieses Leben war schon immer da und ist immer da, egal in welcher Art von Medizin. Im neuen medizinischen Paradigma entsteht ein Bewusstsein der alles durchdringenden Einheit.

Für Ärzte oder Ärztinnen, die im Einklang mit diesem Raum arbeiten wollen, bedeutet das

- sich selbst kennenlernen, um bewusst zu werden: der eigenen wahren Natur, Multidimensionalität, Geschichte, Konditionierungen und Prägungen, Projektionen, des eigenen tieferen Wesens und der eigenen Ungetrenntheit von allem anderen – auch von den Patienten;
- Vertrauen in die Heilkräfte der Patienten haben;
- sich von festen Vorstellungen und Bildern über Krankheitsverläufe und Prognosen lösen und grundsätzlich *alles* für möglich halten;

- den Blick auf das Wesentliche im Patienten richten und nicht nur auf die vordergründigen Beschwerden;

- Achtung und Respekt vor dem Patienten haben; seine Geschichte, die Interpretation seiner Krankheit und seiner Beschwerden und sein Leiden ernst nehmen;

- das, was ist, annehmen und auf die Richtigkeit des Lebens vertrauen;

- die Willensanstrengung aus dem Heilungsprozess herausnehmen, denn das, was heilt, ist in letzter Instanz nicht der Arzt, sondern eine Kraft jenseits des Arztes im heilenden Feld;

- den Patienten von Herz zu Herz begegnen, sie ganz annehmen und lieben, wie sie sind. Das heißt nicht, mit allem einverstanden zu sein, aber ihr tieferes Wesen, da wo wir alle nicht getrennt sind, ist der Ort der Liebe von Herz zu Herz.

- zuhören und wahrnehmen, ohne gleich etwas tun zu müssen; dabei auch auf die feinen Zwischentöne achten, mit dem dritten Auge sehen und dem dritten Ohr hören, denn die Worte, Mimik und Körperhaltungen der Patienten bergen oft Botschaften im übertragenen Sinn.

- die Haltung »ich muss die Krankheit oder den Tod besiegen« immer mehr ablegen; dabei natürlich das medizinisch Notwendige tun, aber es dann auch an die universelle Intelligenz abgeben, die letztlich bewirkt: Nicht ich, es bewirkt.

- dadurch Raum für den Patienten schaffen, in dem Platz für ihn und seine Geschichte ist – von Voreinstellungen und Festlegungen freier Raum, in dem sich Neues entfalten kann;

- den Patienten als kranken Mensch begreifen und nicht nur die Krankheit behandeln wollen;

- sich der Wechselwirkungen zwischen Körper, Psyche, Verstand, spirituellem Sein und sozialem Umfeld bewusst sein;
- alle Vorurteile über andere Arten der Medizin abbauen. Schulmedizin, Komplementärmedizin und nicht-lokale Medizin sind von unschätzbarem Wert und sollten nicht gegeneinander ausgespielt werden. Wir lernen tiefen Respekt voreinander und ein Verständnis dafür zu entwickeln, wann welche Art der Medizin die richtige ist. Jede Form von Medizin hat ihren Platz im neuen Paradigma – auch da gibt es keine Trennung. Das heilende Feld besteht immer.
- damit einhergehend auch auf die äußere Form und den Rahmen, in dem wir Medizin betreiben, achten: auf eine freundliche und liebevolle Atmosphäre in Kliniken und Praxen, auf helle und heilsame Räume, auf die Schönheit der Umgebung, die immer auch Ausdruck des namenlosen Heilsamen ist, auf Achtung und liebevollen Respekt von und zu den Mitarbeiterinnen und Mitarbeitern usw.;
- Krankheit und Tod als eine Facette menschlichen Lebens akzeptieren lernen und Heilung darüber hinaus definieren. Im tiefsten Inneren ist der Mensch immer heil und ganz. An diese Qualität anzuschließen jenseits von Symptomen und Krankheit ist Ausdruck grundlegenden Heilens und Heilseins.
- für Patienten beten
- und meditieren, um das Bewusstsein zu weiten und so beständig wie möglich den Fokus auf dem, was namenlos ist, zu halten.

Für die Patientinnen und Patienten gilt ganz Ähnliches im neuen Paradigma. Dabei geht es um all das, was eine heilsame Perspektive im kranken Menschen entwickelt, ihn zu mehr

Ganzheit führt und wieder mit seinem tieferen Sein in Verbindung bringt. Dazu ist es insbesondere hilfreich,

- sich der eigenen wahren Natur bewusst zu werden und sich nicht länger als ein von allen anderen getrenntes Wesen zu erleben. Das bedeutet ein grundlegendes Ende von Einsamkeit und Isolation, die zu den großen Krankheitsverursachern gehören.
- wieder zu entdecken, dass ich mehr bin als nur meine Krankheit;
- auch bei langer und schwerer Krankheit Besserung und/oder Heilung immer für möglich zu halten;
- die Fragen nach dem, was Sinn gibt, was Lebensfreude spendet, was Bedeutung verleiht, was Kraft gibt, als Ressourcen für Heilung zuzulassen;
- sich von Vorstellungen über erlernte Krankheitsverläufe und Prognosen zu trennen;
- lernen, sich auch *mit* der Krankheit oder *mit* Beschwerden als ganzer Mensch zu empfinden und sich nicht länger mit der Krankheit zu identifizieren;
- dabei aber die Krankheit nicht zu ignorieren, sondern zu versuchen, ihre Sprache zu verstehen, herauszufinden, an welcher Stelle der eigenen Lebensgeschichte sie aufgetreten ist und welcher Nährboden sie in das Leben gebracht hat;
- sich mit der Krankheit auszusöhnen. Falls die Krankheit einhergeht mit Unversöhnlichkeiten, mit Schuldzuweisungen und Schuldgefühlen, dann wird es notwendig, sich auf einer tiefen Ebene auszusöhnen.
- Aussöhnung zu üben mit sich selbst, mit den ungeliebten Eigenschaften, die man sich vorhält, und mit Schuld, die man zu verantworten hat und die, solange es noch nicht

geschehen ist, zu begleichen ist. Aussöhnung ist das Zentrum für inneren Frieden. Frieden wie Liebe bergen größtes Heilungspotenzial.

- Vertrauen in die eigene Heilkraft zu entwickeln. Alles ist in uns selbst, Heilung kommt nicht so sehr von außen, sondern vor allem von innen. Die Medizin und die Ärzte sind eher Hebammen, die der Heilkraft ihrer Patienten auf die Welt helfen.

- zur Eigenkompetenz zu stehen und die Verantwortung nicht völlig an die Ärzte oder medizinischen Einrichtungen abzugeben;

- sich selbst zu lieben und achten zu lernen;

- sich seiner selbst immer bewusster zu werden und dabei zu erkennen, dass der Mensch viele Dimensionen hat, die alle in Gesundheit wie in Krankheit miteinander zusammenhängen;

- ein Bewusstsein zu entwickeln für die eigene Geschichte, die Konditionierungen und Projektionen, die ungeliebten Anteile der eigenen Persönlichkeit, für die Art und Weise, wie man die Welt erlebt, und für das, was wir sind, was aber weit über unsere Persönlichkeit hinausgeht;

- die eigenen Vorurteile und Dogmen kennenzulernen, sie in die eigene Verantwortung zu nehmen und abzubauen;

- keine Art der Medizin auszugrenzen und jeder den ihr gebührenden Platz zu geben;

- Körper, Psyche, Verstand, soziale Beziehungen und die spirituelle Ebene gleichermaßen zu schätzen und keine Dimension auszuklammern;

- immer mehr lieben zu lernen und sich auf das Wesentliche im Leben auszurichten;

- um Hilfe zu beten und

- zu meditieren.

Im neuen Paradigma gehört auch das Gebet in den Kontext der Medizin. Jeder kranke oder leidende Mensch kann um Hilfe beten, auch wenn er keiner Religionsgemeinschaft angehört. Das Gebet fragt nicht nach der »richtigen« Religion.

Als Arzt oder Ärztin kann man still in Gegenwart der Patienten beten oder auch in deren Abwesenheit. Meist bete ich für Patienten vor der Meditation. In der Stille meines Herzens spreche ich ohne Worte nur die Namen – es reicht der Vorname – derjenigen, für die ich bete, so dass mein Herz die Gebete hört. Am Ende richte ich die Bitte, all diesen Menschen zu helfen, an das, was keinen Namen hat – ohne um etwas Konkretes zu bitten, im Vertrauen darauf, dass die universelle Intelligenz weiß, was die richtige Hilfe für den einzelnen Menschen ist. Es ist nicht immer das eine Hilfe, von dem wir meinen, dass es helfen würde. Nun lasse ich jeden Gedanken an die Patienten los und sage innerlich: Möge der Wille der *einen* universellen Intelligenz geschehen.

Heilung wurzelt letztlich im Absoluten. Um ein Bewusstsein für diese Ebene, die der Verstand nicht begreifen kann, zu entwickeln, muss er lernen, schweigen zu können, um in die Dimensionen jenseits von Form und Formlosem, von Raum und Zeit vorzustoßen, um einen Geschmack von der zeitlosen Existenz des Lebens, der Quelle jeglicher Heilung zu bekommen.

Diese Dimension des Bewusstseins führt in die Stille hinter allen Dingen und letztlich auch hinter die Stille. Diesen Erfahrungsraum zu betreten, wo in letzter Instanz niemand mehr ist, der erfährt, ist ein heilsamer Ort für Arzt und Patient.

Ein Übungsweg, der an diesen Ort führen kann, ist die bewusstseinsleerende Meditation. Weltweit existieren seit Jahrtausenden viele verschiedene Meditationswege. Jeder ist geeignet, sofern durch ihn die Gedanken still werden und das, was jenseits von ihnen liegt, berührt wird.

Wer eine solche Meditationspraxis hat, sollte sie weiterführen. Wer keine hat, kann die Dhyana-Meditation, die ich im Folgenden beschreibe, praktizieren. Es ist eine gedankenstillende Meditation, die ich meinen Lehrern und Lehrerinnen verdanke.

In dieser Meditation spielt die Körperhaltung keine Rolle. Entscheidend ist, dass der Körper für etwa 30 bis 45 Minuten entspannt sein kann und die Meditation nicht stört. Nach Möglichkeit sollte man die Meditation täglich praktizieren. Wir brauchen dazu einen ungestörten Ort; am besten ist, wenn man sich in der Wohnung eine Ecke dafür herrichtet, die sich im Lauf der Zeit energetisch aufladen kann. Wir setzen uns hin, schließen die Augen und gehen mit unserer Aufmerksamkeit nach innen. Nach einem tiefen Atemzug spüren wir zunächst einfach uns selbst, für einen kurzen Augenblick vielleicht unsere Sitzknochen, auf denen wir sitzen. Wir sinken tiefer und tiefer in uns. Dann versuchen wir, das Gefühl der Liebe zu fühlen – Liebe zum Göttlichen, zu dem, was keinen Namen hat. Am Anfang kann es hilfreich sein, sich eine Situation, in der man eine starke Liebe verspürt hat, in Erinnerung zu rufen – vielleicht in der Begegnung mit einem Partner, einem Kind, einem Tier oder in der Natur, ein Sonnenuntergang usw. Wichtig ist, Liebe nicht zu denken, sondern zu fühlen. Dieses Gefühl der Liebe umfasst uns ganz und gar. Wir versinken darin von Kopf bis Fuß, nichts bleibt außerhalb. Wenn nach einer Weile Gedanken kommen – und sie kommen immer –, dann packen wir sie und lassen sie in die Liebe sinken. Bis alles still ist und nichts bleibt als die Liebe. Letztlich geht auch die Liebe, die größte Dynamik, durch die sich alles ändern kann.

Es heilt

Zwischen Wissen und Nicht-Wissen

Das ganzheitliche Menschenbild, die Herzensbegegnung von Arzt und Patient und die allumfassende Liebe bilden den Ausgangspunkt und die Matrix ärztlichen Handelns.

In letzter Instanz sind wir mit unserem Nicht-Wissen konfrontiert. Der äußere Medizinbetrieb macht uns aber ständig glauben, dass wir wüssten.

So formuliert die Schulmedizin »objektive« Diagnose- und Therapiestandards, die für alle verbindlich sein sollen. Patienten werden mit Krankheiten gleichgesetzt und über einen Kamm geschoren. Nicht nur dass die Therapiefreiheit dabei verlorengeht – z. B. gehören Naturheilverfahren und energetische, ganzheitliche Therapiemethoden nicht zu den schulmedizinischen Standards –, es leuchtet selbst jedem Laien ein, dass verschiedene Menschen verschiedene Zugänge und Behandlungen brauchen. Das setzt aber eine individuelle, auf den Menschen bezogene Sichtweise der Medizin voraus. Menschen mögen vielleicht dieselbe Krankheit haben, aber aus völlig verschiedenen Gründen, in einem ganz anderen Kontext und bei unterschiedlichen Konstitutionen. Was für den einen gut ist, mag dem anderen sogar schaden.

Viele wichtige diagnostische und therapeutische Entscheidungen werden aus subjektiver Erfahrung und Intuition heraus getroffen. Das ist in der Regel effizienter und gezielter als eine Diagnose oder Therapie nach vorgegebenen Standards. Allerdings hängen subjektive Entscheidungen natürlich von der jeweiligen individuellen Erfahrung und Konditionierung ab und können unter Umständen mehr mit dem Arzt selbst und seinen Einstellungen als mit den Erfordernissen der Patienten und ihrer Situation zu tun haben.

Will man nicht gleichmacherischen Standards folgen, weil man sich einer individuellen, den Patienten gerecht werdenden Behandlung verpflichtet fühlt, aus welchem Raum, aus welcher von subjektiver Voreingenommenheit und Konditionierungen freien Quelle schöpft man dann? Auch und besonders bei heiklen Entscheidungen wie Chemotherapie ja oder nein? Operation, ja oder nein? Abschalten der lebenserhaltenden Geräte im Koma, ja oder nein?

Wo sind die Grenzen der Behandlung? Wie weit darf man gehen? Überleben um jeden Preis? Gibt es durch und nach der Behandlung noch die Perspektive eines lebenswerten Lebens? Ist eine lebensverlängernde Therapie angesagt, oder stehen alle Zeichen auf Tod und sollten wir Ärzte den Patienten in Ruhe sterben lassen? Ist eine palliative Morphindosis, die dem Leiden ein Ende setzt, besser als eine weitere Gabe von Kreislaufmitteln, parenteraler Ernährung oder Antibiotika?

Wer entscheidet das?

Aus welchem Verständnis heraus? Welche unterschiedlichen Antworten entstehen, wenn ich den Menschen als ein rein organisch-materielles Konstrukt verstehe oder ihn als ein in seiner Essenz unsterbliches Wesen sehe, das einfach nur eine äußere Hülle ablegt?

Aus welchen Motiven heraus treffen wir als Ärzte die medizinischen Entscheidungen? Treffen wir sie in der Überzeugung, das »objektiv« Richtige zu tun, oder das, was wir für den Patienten für das Beste halten; oder vielleicht einfach nur, weil ich selbst es so brauche? Entscheide ich mich für die weitere Lebensverlängerung wirklich mit der Aussicht auf eine Besserung des Zustandes, oder behandle ich weiter, weil ich selbst den Tod nicht akzeptieren kann oder weil ich Angst vor einem Prozess wegen Sterbehilfe habe? Gebe ich eine tödliche Dosis Morphin, um das Leiden der Patientin zu beenden und sie in Frieden einschlafen zu lassen, oder weil ich das Leiden nicht länger mitanschauen kann?

So viele Fragen – und keine eindeutigen Antworten. Keine Richtlinie. Keine Standards. Man kann nur immer wieder diese Fragen an sich selbst richten und die Antwort in der jeweiligen Situation von neuem suchen.

Die Stille des leeren Raums

In all diesen Gewissensfragen ist es ein grundlegender Schritt – ein wirklicher Paradigmenwechsel im medizinischen Denken –, zu erkennen, dass wir im Grunde *nicht wissen*. Die Wirklichkeit hinter den Erscheinungsformen der Welt kennen wir nicht. Unsere duale Welt, die nach richtig und falsch, gut und böse misst, ist eine relative Welt – und so sind auch unsere Fragen und Antworten relativ. Die tiefste Wirklichkeit liegt jenseits davon. *Rumi,* der persische Dichter und Mystiker, sagt: »Jenseits der Idee von Gut und Böse liegt eine Wirklichkeit. Dort werde ich dich treffen.«

Wir halten die relative Welt normalerweise für real und absolut. Zum Realsten, was wir uns vorstellen, gehört Materie. Sie kann man sehen, anfassen, wiegen, messen; sie ist fest und hat eine Gestalt. Aber welche Realität hat denn Materie wirklich? Ist sie das, was wir sehen und uns unter ihr vorstellen? Erforschen wir die Materie physikalisch, dann kommen wir zu dem Ergebnis, dass 99,999999 Prozent des Universums leerer Raum sind – alles andere als solid und fest – und die verbleibenden 0,000001 Prozent letzten Endes ebenso nur als Materie *erscheinen,* aber ebenfalls leerer Raum *sind.*

Dieser Leere kann man sich wissenschaftlich nähern und sie deuten, doch unsere Sinne, die für die Wahrnehmung in der dualen Welt geschaffen wurden, sind darin ungeübt. Wenn der Mensch sich aber in tiefe Gedankenstille versetzt, sich hinsetzt zum Meditieren, dann begegnet er in sich ein Stück weit diesem Phänomen der Leere. Die tiefste Erfahrung ist die Erfahrung der Leere, die, so paradox es klingt, zugleich höchste Fülle ist, denn in und aus ihr heraus entfaltet sich das ganze Universum. Die Fülle des leeren Raums entspricht dem intelligenten, universellen Prinzip, der unendlichen Schöpferkraft aller Wesen und Dinge des gesamten Universums.

Wir hören die Stille. Jenseits des Verstandesbewusstseins mit all seinen Gedanken, Gefühlen und Konditionierungen taucht der Mensch ein in ein stilles, leeres Bewusstsein – einen Ort höchster, dynamischer Präsenz. Diese Präsenz in mir nimmt noch am Rande meines Versunkenseins wahr und lauscht der Stille.

Die Leere ist still. Die Stille allgegenwärtig. Sie ist hörbar hinter dem Lärm der dinglichen Welt, spürbar hinter allen Dingen, erfahrbar in der Pause zwischen zwei Atemzügen, in der Lücke zwischen zwei Gedanken. Diese Stille schwingt zeitlos und ortlos im Hintergrund von Zeit und Raum. Ihr Fokus ist die ewige Gegenwart, in der Vergangenheit und Zukunft in einem Punkt zusammenfallen. In der Stille liegt höchste Präsenz, größte Wachheit. Da gibt es keine Zeit, kein Geborenwerden und kein Sterben, da ist bloßes Sein. Das ist, was ich bin, ob bewusst oder unbewusst. Das ist, was unsere Patienten sind, ob bewusst oder unbewusst.

Auch wenn man nicht meditiert, ist dieser Bewusstseinsraum doch immer da. Allerdings wird er normalerweise durch das Getöse unserer Alltagsaktivitäten, unserer Gedankenströme, Gefühle und Probleme übertönt. Es gibt auch Menschen, die nie in ihrem Leben meditiert haben und spontan dieses präsente Bewusstsein erfahren. Wenige leben aus ihrer Natur heraus immer in diesem Bewusstsein. Die, denen das möglich ist, sehen einfach die Dinge der Welt von einer anderen, unpersönlichen und non-dualen Warte aus – sie sehen, ohne involviert zu sein.

In diesem präsenten Bewusstseinsraum, diesem Raum der Stille, gibt es keine Gedanken, keine Konditionierungen, keine Voreinstellungen oder Vorurteile – da existiert nur Nicht-Wissen in einem dynamischen, präsenten Bewusstsein. In der Stille ist der Mensch angeschlossen an das gesamte Bewusstsein des Universums. Dieses universelle Bewusstseinsfeld enthält im Meer der Möglichkeiten die Gesamtheit aller In-formationen. Es ist das, was wir mit universeller Intelligenz bezeichnen können. Der ganze Kosmos ist eine einzige universelle Intelligenz.

Stille ist nicht die Abwesenheit von Geräuschen, sondern das vollkommene Einverständnis mit dem, was ist.

Das Wesen der Stille ist, dass wir selbst schweigen – das Ich schweigt. Keine fertigen Vorstellungen. Was bleibt, ist ein offenes Gewahrsein – ein Lauschen. Überlassen wir unsere Fragen und Entscheidungsschwierigkeiten diesem stillen Gewahrsein ohne Vorgabe, ohne zielorientierte Erwartung, einfach die Frage in der Schwebe haltend, dann entfaltet sich aus der universellen Intelligenz oft eine Antwort. Sie muss nicht in Worten kommen. Sie kann auch ein Gefühl oder ein Impuls sein. Das, was aus dem leeren Raum kommt, entspricht der momentanen Situation, ist nicht zu verallgemeinern, hier und jetzt, bei diesem Menschen, in dieser Frage.

Die unterschiedlichen Antworten mögen einen verwirren oder verunsichern. Es braucht aber den Mut zur Unsicherheit, um diesem inneren Maßstab Raum zu geben. Dieser Mut findet sich vielleicht leichter durch die Erkenntnis, dass es so etwas wie gesichertes Wissen nicht gibt, nicht geben kann – auch wenn die Wissenschaft so gern davon spricht.

Es *weiß*

Die Hoffnung, immer auf gesichertes Wissen zurückgreifen zu können, ist trügerisch.

Jeder Arzt und jede Ärztin, die ich kenne, ist um das Wohl ihrer Patienten bemüht und versucht auch unter den derzeitigen schwierigen Bedingungen unseres Gesundheitssystems, unter dem ständig wachsenden Kostendruck anstelle einer wachsenden Qualität der Gesundheitsversorgung, das Beste für sie zu tun. Wie oft fragen sie sich, ob sie auch alles für ihre Patienten getan haben. Viele Ärzte und Ärztinnen tragen nicht leicht an ihrer Verantwortung, schlagen sich immer wieder mit Fragen herum wie: »Habe ich die richtige Entscheidung getroffen?« oder: »Habe ich in der Hektik etwas übersehen?«

In der Akut-Medizin muss alles extrem schnell gehen, denn da kann es unmittelbar um Leben und Tod gehen. So ist gerade dieser Bereich in allen Abläufen klar strukturiert und festgelegt. Wenn ein Notarzt-Team zu einem Einsatz gerufen wird, laufen alle Handlungsabläufe automatisch, schnell und routiniert ab. Es gilt, keine Zeit zu verlieren. Da kann der betroffene Mensch selbst – sein Menschsein – an der Grenze zwischen Leben und Tod höchstens noch am Rande wahrgenommen werden. Vielleicht ist es ein alter Mensch, man kennt weder seine Lebensgeschichte noch seine Lebenssituation, und schon wird unverzüglich mit der Reanimation begonnen. Aber unter Umständen ist dieser Mensch gerade nur dabei, seinen natürlichen Tod zu sterben, vielleicht ist er zutiefst damit einverstanden, von der Bühne des Lebens abzutreten, weil sein Leben sich erfüllt hat oder er dankbar dem Ende einer leidvollen Krankheit entgegensieht. Und wir dringen in diesen Ablöseprozess, in diesen Raum, in dem sich gerade die Seele aus dem Körper schält, ein – stören das Mysterium.

Hier wäre es hilfreich, nicht sofort in die Routine der Reanimation zu fallen, sondern einen Moment innezuhalten. Einen Augenblick wahrzunehmen – diesen Menschen, die Situation, die Atmosphäre und Schwingung im Raum. Einen Moment innezuhalten und den Tod nicht als stets zu bezwingenden Gegner zu sehen. Dieser Augenblick ist zeitlos – in unserer messbaren Zeit können das nur wenige Sekunden sein. Aber das Bewusstsein schwingt sich in der Stille dieses Augenblicks, in der Abwesenheit unserer Konzepte, unseres gelernten Wissens und unseres Handlungsdrucks in ein weiteres Bewusstsein ein. Und plötzlich *weiß es in mir.*

Das ist noch leichter in weniger akuten Situationen möglich, in denen mehr Zeit für schwerwiegende Entscheidungen ist. Wenn es z.B. im Krankenhaus um die Fortführung oder Beendigung der Therapie vielleicht bei einer Krebskrankheit und verbunden damit um eine Entscheidung über Leben und Tod geht. Hier können alle im Team gemeinsam diesen Erfahrungsraum der Stille betreten. Man kann sich in einem ruhigen Raum zusammensetzen, die Augen schließen und einfach still werden. Die Gedanken an das Für und Wider stoppen und der Stille lauschen. Wird der Mensch still, beginnt er zu hören. Angeschlossen an eine universelle Intelligenz lässt sich so manche Antwort vernehmen.

Es *heilt*

Die daoistische Tradition der Chinesen spricht von *wu wei:* »Tue das Nicht-Tun.« So heißt es im »Dao De Jing«, dem Weisheitsbuch des alten China. Der Satz lautet weiter: »Tue das Nicht-Tun und nichts bleibt ungetan.« Es geht um das spontane, natürliche Handeln, das aus einer aktuellen Situation hervorgeht. Nicht-Tun heißt nicht etwa nicht handeln, passiv sein oder fatalistisch. Nicht-Tun kann höchst dynamisch und kraftvoll sein. Nicht-Tun ist ein Handeln aus dem Raum der Leere heraus, einem Raum der Achtsamkeit und Absichtslosigkeit. Es ist ein Handeln, das nicht den Bedingungen des konditionierten Ichs unterliegt. In präsenter Gegenwärtigkeit, frei von gelernten Konzepten und Voreinstellungen entfaltet sich höchste Dynamik. Das reicht von Nicht-Handeln und Abwarten bis zu kraftvollster Aktion. So zu handeln entspricht immer den Erfordernissen der Situation – nicht den theoretischen, medizinisch-standardisierten, moralischen, gesellschaftlichen oder forensischen Vorgaben. Manchmal ist man auch überrascht, was sich einem als Antwort zeigt, etwas, das man so nicht erwartet hätte. Jede Antwort, jeder Impuls, der aus dem Raum der Stille kommt, sollte immer Gegenstand der Überprüfung durch den gesunden Menschenverstand sein.

Wie oft stehen wir Ärzte und Ärztinnen vor Ermessensentscheidungen, bei denen uns kein allgemeiner Standard hilft. Als meine Schwiegermutter im vergangenen Sommer im Sterben lag und wir sie in diesen letzten Tagen begleiten durften – ich empfand es als ein großes Geschenk, miterleben zu dürfen, wie die Liebe dieses feinen Menschen durch die Hüllen des dahinscheidenden Körpers immer stärker zum Leuchten kam –, da ging es um die letzten Fragen, so als sie nicht mehr ansprechbar war, um die Frage ihres Leidens. Wir hatten ihr versprochen, sie nicht unnötig leiden zu lassen, aber woran ermisst man das Ausmaß des Leidens im bewusstlosen Körper?
Leerer Raum und Lauschen sind eins. Es ist wie ein stilles Gebet, das uns für die Offenheit und Weite des schöpferischen Prinzips des Lebens bereit macht. Aus diesem Raum kann die nächste Antwort kommen – eine Antwort, die ich nicht überlegt habe, die nicht vom Verstand stammt. Der Raum der Stille ist auch der Raum der Intuition. Aus dem weiten Bewusstsein

fügt sich plötzlich das fehlende Puzzle-Teil zum Verständnis der Krankheit. Ein Schlüssel ist gefunden. Plötzlich fällt mir ein Detail zu, das ich trotz all meiner Bemühungen, all meiner Diagnostik übersehen hatte.

In diesem Raum der Stille erfahre ich den Patienten oder die Patientin von Herz zu Herz, ohne Urteile und Wertungen, einfach wie er oder sie ist. Das Wesen. Das Wesentliche. Und so entfaltet sich ein Wissen für den nächsten diagnostischen oder therapeutischen Schritt. Etwas in mir weiß, was zu tun ist, ob ich eine Therapie weiterführe oder abbreche und mich einfach nur neben diesen Menschen setze, ihn berühre, begleite in diesen letzten Minuten, die ungestörte Ruhe seines Übergangs wahre und respektiere, mit ihm einen Moment unpersönlicher Liebe teile.

Auf der relativen Ebene können wir immer Hilfreiches tun. Wir können die Menschen in unserer Obhut in ihrer Würde achten, wir können sie berühren – körperlich und übertragen –, wir können für sie und mit ihnen beten oder auch nicht. Und in dem Wissen, dass wir nicht wissen, können wir auch auf einer tieferen Ebene die Verantwortung für die Lebens- und Sterbeprozesse abgeben und sagen: Möge der Wille des einen tiefsten Lebensprinzips geschehen.

Manchmal werden wir überrascht sein, welche Antworten aus der Stille emporsteigen. Und so manches Mal gibt es auch keine Antwort – vielleicht noch nicht.

Mit dem Fokus auf dem, was immer und ewig ist, hören wir die Stille hinter allen Dingen. Unsere Gedanken, unser medizinisches Wissen und unsere Therapieentscheidungen sind immer relativ, müssen es sein. Denn sie bewegen sich in der Dimension der Relativität und erfassen niemals die Quelle, aus der sie fließen. In tiefer Versenkung, im Gewahrsein der Stille aber, erahnen wir manchmal Antworten, Entscheidungen, Lösungswege, die wir mit dem Verstand nicht hätten denken können.

Letzten Endes können wir nur auf die Richtigkeit des Lebens vertrauen. Eines Lebens, in dem wir auf einer tiefen Ebene alle nicht voneinander getrennt sind, ich nicht getrennt vom Patienten oder der Patientin, nicht getrennt vom tiefen Wirken einer grundlegenden Wirklichkeit. Diese Wirklichkeit ist es, die heilt. Nicht ich heile. *Es* heilt.

Anmerkungen

1 Zit. nach: Selye, H.: The Stress of Life, New York: McGraw-Hill, 1976

2 Dean Ornish: Heilen mit Liebe, München: Mosaik, 2001, S. 23

3 Cynthia Boyd, Jonathan Darer, Chad Boult, Linda Fried, Lisa Boult, Albert Wu: Clinical Practice Guidelines and Quality of Care for Older Patients With Multiple Comorbid Diseases; JAMA, Vol. 294, 6, 2005, S. 716–724

4 Moseley, J.B. et al: A controlled trial of arthroscopic surgery for osteoarthritis of the knee. The New England Journal of Medicine 347 (2), 2002, S. 81–88 5 ART (acupuncture randomised trial)-Studie: D. Melchart, A. Streng, A. Hoppe, S. Jürgens, W. Weidenhammer, K. Linde: Akupunktur bei chronischen Schmerzen, Deutsches Ärzteblatt, Jg. 103, Heft 4, 2006

6 Das American National Heart, Lung and Blood Institute führte Metastudien zum gesundheitlichen Nutzen der Cholesterinsenkung durch. 19 Studien wurden analysiert. Untersucht wurden 650 000 Menschen und 70 000 Todesfälle: Geringe Cholesterinspiegel gehen nicht mit einer allgemeinen Erhöhung der Lebenserwartung einher, sondern beziehen sich nur auf Herz-Kreislauf-Erkrankungen, sie erhöhen das Risiko von Schlaganfällen und das Krebsrisiko. Allerdings ist immer noch umstritten, wo hier Ursache und Wirkung liegen; zum Zeitpunkt der Messung könnten niedrige wie auch hohe Cholesterinspiegel auch durch (noch nicht diagnosti-

zierte) Krankheiten im Anfangsstadium verursacht sein. Als gesichert gilt, dass sehr hohe, sehr niedrige und fallende Cholesterinspiegel mit einer erhöhten Mortalität verbunden sind.

7 Iribarren C, Reed DM, Yano K, et al.: Low Cholesterol and Mortality: Which is the Cause and which is the Effect? Circulation 1995; 92:2396–403; Yun-Mi Song, Joohon Sung, and Joung Soon Kim: Which Cholesterol Level is Related to the Lowest Mortality in a Population with Low Mean Cholesterol Level: A 6.4-Year Follow-up Study of 482,472 Korean Men. American Journal of Epidemiology Vol. 151, No. 8, 2000 Ravnskov U.: An elevated serum cholesterol is secondary, not causal, in coronary heart disease. Medical Hypotheses 1991; 36:238–41

8 K.-D. Platsch: Die fünf Wandlungsphasen – das Tor zur chinesischen Medizin, München: Urban & Fischer, 2005

9 Karoline Erdmann: Ich tanze mit der Angst – ich tanze mit der Freude, Freiburg i. Br.: Herder, 3. Aufl. 2002

10 Hans-Peter Dürr, in: K.-D. Platsch (Hrsg.): Bewusstsein und Transformation – ein Geschmack vom Ganzen, Norderstedt: Books on Demand, 2005

11 Vgl. Jeff Levin: God, Faith and Health, New York: John Wiley & Sons, 2001, S. 157

12 Ronald Grossarth-Maticek. Systemische Epidemiologie und präventive Verhaltensmedizin chronischer Krankheiten, Berlin: de Gruyter, 1999

13 Dean Ornish: Heilen mit Liebe, München: Mosaik, 2001

14 Seeman, T. E., Syme, S. L.: Social networks and coronary artery disease: A comparison of the structure and function of social relations as predictors of disease. Psychosomatic Medicine, 1987, 49 (4), S. 341–354

15 Ruberman, W., Weinblatt, E., Goldberg, J. D., Chaudhary, B. S.: Psychosocial influences on mortality after myocardial infarction. New England Journal of Medicine, 1984, 311 (9), S. 552–559

16 Medalie, J. H., Goldbourt, U.: Angina pectoris among 10.000 men. II. Psychosocial and other risk factors as evidenced by a multivariate analysis

of a five year incidence study. American Journal of Medicine, 1976, 60 (6), S. 910–921

17 J. H. Medalie, K. C. Stange, S. J. Zyzanski, U. Goldbourt: The importance of biopsychosocial factors in the development of duodenal ulcer in a cohort of middle-aged men. American Journal of Epidemiology; 1992, 136, S. 1280–1287

18 Cohen, S.: Psychosocial models of the role of social support in the etiology of physical disease, 1988, 7, S. 269–297

19 Depner, C. E., Ingersoll-Dayton: Supportive relationships in later life. Psychology and Aging, 1988, 3, S. 348–357

20 Nacherzählt aus: Anne Lamott – Bird by Bird Wort für Wort, Berlin: Autorenhaus Verlag, 2004, S. 205. Eine wahre Geschichte, die der buddhistische Meditationslehrer Jack Kornfield der Autorin erzählt hat.

21 Russek, L. G., Schwartz, G. E.: Perceptions of parental caring predict health status in midlife: A 35-year follow-up of the Harvard Mastery of Stress Study. Psychosomatic Medicine, 1997, 59 (2), S. 144–149

22 Funkenstein, D., King, S., Drolette, M.: Mastery of Stress. Cambridge, MA: Harvard University Press, 1957

23 Graves, P. L., Thomas, C. B. Mead, L.A.: Familial and psychological predictors of cancer. Cancer Detection & Prevention, 1991, 15 (1), S. 59–64

24 Egolf, B., Lasker, J., Wolf, S., Potvin, L.: Featuring health risks and mortality: The Roseto effect: A 50-year comparison of mortality rates. American Journal of Public Health, 1992, 82 (8), 1089–1092

25 Marmot, M. G., Syme, S. L., Kagan, A.: Epidemiologic studies of coronary heart disease and stroke in Japanese men living in Japan, Hawaii and California: Prevalence of coronary and hypertensive heart disease and associated risk factors. American Journal of Epidemiology, 1975, 102 (6), S. 514–525

26 Spiegel, D., Bloom, J. R., Kraemer, H. C., Gottheil, E.: Effect of psychosocial treatment on survival of patients with metastatic breast cancer. The Lancet, 1989, S. 888–891

27 Spiegel, D.: Living Beyond Limits: New Hope and Help for Facing Life-Threatening Illness. New York: Times Books, 1993

28 Larry Dossey: Era III Medicine: The Next Frontier. Revision: Journal of Consciousness and Change, 14,3, 1992: 128–139

29 Hans-Peter Dürr: Naturwissenschaft und Spiritualität, in: Bewusstsein und Transformation – ein Geschmack vom Ganzen, Norderstedt: Book on Demand, 2005, S. 151

30 Max Planck: Vortrag »Das Wesen der Materie«, Zeitschrift für Erfahrungsheilkunde 12, 1990, S. 807

31 Das Quantenvakuum ist ein Energie und Information enthaltender Ozean, der den kosmischen Raum füllt. Dies wird u. a. von Quantenphysikern wie David Bohm, Bernhard Haisch, H. E. Puthoff vertreten. Siehe z. B.: Haisch, B., Rueda A., Puthoff H. E.: Inertia as a zero-point-field Lorentz force, Physical Review A, 49.2, 1994

32 Erwin Schrödinger beschreibt das folgendermaßen: »Die unbeobachtete Entität existiert in einer kohärenten Überlagerung aller möglichen Zustände, die seine Wellenfunktionen zulässt« (1926), zit. nach Ulrich Warnke: Die geheime Macht der Psyche, Quantenphilosophie – Die Renaissance der Urmedizin, Saarbrücken: Popular Academic Verlags-Gesellschaft, 1999, S. 88

33 Deepak Chopra: Vortrag: Quantenbewusstsein, Bern: Uroboros Verlag, S. 2, http://www.uroboros.ch

34 Urich Warnke: Die geheime Macht der Psyche. Quantenphilosophie – Die Renaissance der Urmedizin, Popular Saarbrücken: Academic Verlags-Gesellschaft, 1999, S. 35

35 Hans-Peter Dürr: Naturwissenschaft und Spiritualität, in: Bewusstsein und Transformation – ein Geschmack vom Ganzen, Norderstedt: Books on Demand, 2005, S. 155

36 A. a. O., S. 156

37 Ervin Laszlo: Zu Hause im Universum – Die neue Vision der Wirklichkeit, Allegria, Berlin, 2005, S. 57

38 Dieses Phänomen nennt sich quantenmechanische Verschränkung: Gehen aus der gleichen Wahrscheinlichkeitswelle zwei Teilchen hervor, dann bleiben sie durch ihre Eigenschaften eng miteinander verbunden. Sie haben aufgrund des Impulserhaltungsgesetzes entgegengesetzte Spins (Drehung). Die Summe dieser Spins muss immer null ergeben, das heißt, unabhängig davon, wie weit diese Teilchen im Universum voneinander entfernt sind, verändern sie augenblicklich ihr Spin-Verhalten, um den jeweiligen Impuls auszugleichen.

39 Urich Warnke: Die geheime Macht der Psyche, Quantenphilosophie – Die Renaissance der Urmedizin, Popular Academic Verlags-Gesellschaft, Saarbrücken, 1999, S. 55

40 »Nach der Grand Unified Theory (GUT) – Große Vereinigte Theorie, die in der zweiten Hälfte des zwanzigsten Jahrhunderts entwickelt wurde, wurde das Vakuum zum Medium eines Nullpunktfeldes (dieses Feld enthält sogar noch Energien, wenn alle klassischen Energieformen verschwinden: beim absoluten Temperaturnullpunkt.« Zit. nach E. Laszlo: Zu Hause im Universum, Allegria, Berlin, 2005, S. 57

41 Ervin Laszlo: Zu Hause im Universum – Die neue Vision der Wirklichkeit, Berlin: Allegria, 2005, S. 65–72

42 A. a. O., S. 69: Der russische Forscher Pjotr Kapitsa hat diese Untersuchungen 1938 durchgeführt,

43 Akimov, A.E., Shipov, G.I.: Torsion fields and their experimental manifestations, Jounal of New Energy, 2: 2, 1997

44 Günter Haffelder: Die Macht der Gedanken, Genius Loci, Hagia Chora 6, 2000

45 Geist ist hier im Sinn der mentalen Funktionen zu verstehen.

46 Seele unterteilt sich je nach kulturellem und religiösem Hintergrund in einen psychischen und/oder einen feinstofflichen Anteil. Der Buddhismus und der Daoismus kennen keine Seele im Sinn der Seele der drei großen monotheistischen Religionen.

47 Ken Wilber: Einfach »Das«, Frankfurt a. M.: Fischer Spirit, 2001, S. 144–145

48 Interdisziplinäre Schmerzambulanz des Klinikums der Universität München, unter der Leitung von PD Dr. Dominik Irnich

49 Rupert Sheldrake: Das schöpferische Universum – Die Theorie des morphogenetischen Feldes, Berlin: Ullstein, 1993

50 Jakob Bösch: Spirituelles Heilen und Schulmedizin, Bern: Lokwort, 202 S. 156–161

51 Candace B. Pert: Moleküle der Gefühle. Körper, Geist und Emotionen, Reinbek: Rowohlt, 2001

52 Ken Wilber: Ganzheitlich Handeln; Freiamt: Arbor, 2001, S. 25

53 Peter Frör: »Reisen und Begegnungen im unbekannten Land«. In: Thomas Kammerer (Hg.): Traumland Intensivstation – Veränderte Bewusstseinszustände und Koma, Norderstedt: Books on Demand, 2006, S. 11–18

54 Ina Schmied-Knittel: »Nahtod-Erfahrungen«. In: Thomas Kammerer (Hg.): Traumland Intensivstation – Veränderte Bewusstseinszustände und Koma, Norderstedt: Books on Demand, 2006, S, 231–252

55 Thomas Kammerer (Hg.): Traumland Intensivstation – Veränderte Bewusstseinszustände und Koma, Norderstedt: Books on Demand, 2006

56 Marcus Bäcker, Michael G. Hammes: Akupunktur in der Schmerztherapie, München: Urban & Fischer, 2005, S. 19 f.

57 Rupert Sheldrake: Das schöpferische Universum – Die Theorie des morphogenetischen Feldes, Berlin: Ullstein, 1993

58 Ken Wilber: Ganzheitlich handeln, Freiamt: Arbor, 2001, S. 124 ff.

59 Ken Wilber: Einfach »Das«, Frankfurt a. M.: Fischer Spirit, 2001, S. 307

60 Paul Pearsal: Heilung aus dem Herzen, München: Goldmann, 1999, S. 29

61 Zit. nach Irina Tweedie

62 Ramana Maharschi: Sei, was du bist, Bern, München, Wien: O. W. Barth, 2002

63 Mittelalterlicher Mönch, anonym

64 Deepak Chopra: Quantenbewusstsein (Vortrag), http://www.uroboros.ch

65 Anouk Claes, Jakob Bösch: Spirituelle Heilung und Versöhnung, Vortrag auf der Tagung »Medizin und Spiritualität« auf Frauenchiemsee 2006

66 C. Norman Shealy, Caroline M. Myss,: Auch du kannst heilen – Die seelischen Grundlagen von Krankheit und Heilung, Reinbeck: Rowohlt Verlag,
   1998

67 Günter Haffelder: Die Macht der Gedanken, Genius Loci, Hagia Chora 6,
   2000

68 Zit. nach Jakob Bösch: Spirituelles Heilen und Schulmedizin, Bern: Lokwort, 2002. S. 58 f.

69 Masura Emoto: Botschaft des Wassers, Burgrain: KOHA Verlag, 2002

70 Zit. nach Jakob Bösch: Spirituelles Heilen und Schulmedizin, Bern: Lokwort, 2002, S. 166

71 A. a. O., S. 73

72 Zit. nach Deepak Chopra: Quantenbewusstsein, Vortrag (http://www.uro-
   boros.ch)

73 Jeff Levin: God, Faith and Health, New York: John Wiley & Sons, 2001,
   S. 187 f.

74 Randolph C. Byrd: Positive Therapeutic Effects of Intercessory Prayer in
   a Coronary Care Unit Population, Southern Medical Journal 81: 826–829,
   1988

75 Jeff Levin: God, Faith and Health – Exploring the Spirituality-Healing
   Connection. New York: John Wiley & Sons, 2001

76 A. a. O., S. 186

77 Fred Sicher, Elisabeth Targ, Dan Moore II, Helene S. Smith: A Randomized
   Double-Blind Study of the Effect of Distant Healing in a Population with
   Advanced AIDS: Report of a Small Scale Study, Western Jounal of Medi-
   cine 169: 356–363, 1998

78 Herbert Benson, American Heart Jourmal, 2006

79 Zit. nach C. Norman Shealy, Caroline M. Myss: Auch du kannst heilen,
   Reinbeck: Rowohlt, 1998, S. 87

80 Sprichwort aus dem Himalaya

81 David Bohm: Die implizite Ordnung. Grundlagen eines dynamischen Ho-
   lismus, München: Goldmann, 1987

82 Deepak Chopra: Quantenbewusstsein (Vortrag), Uroboros Verlag, http:// www.uroboros.ch

83 Zit. nach Candace Pert: Moleküle des Gefühls, in: Einheit in der Vielfalt, Berlin, Theseus, 2005, S. 263

84 Hans Peter Dürr: Naturwissenschaft und Spiritualität, in: Bewusstsein und Transformation – ein Geschmack vom Ganzen (Hg.: K.-D. Platsch), Norderstedt, Book on Demand, S. 183 f.

85 Eckart Tolle: Eine neue Erde, Goldmann, 2005, S. 88

86 Zit. aus: Linus S. Geisler: Suche nach dem verlorenen Ideal, Ärztezeitung, 22.12.2004

87 Ebd.

88 Vgl. K.-D. Platsch: Tod und Sterben – ein Geschmack der Ewigkeit, Norderstedt: Books on Demand, 2003, S. 11–32

89 K.-D. Platsch: Tod und Sterben – ein Geschmack der Ewigkeit, Norderstedt: Books on Demand, 2003

90 Annie Berner-Hürbin: Hippokrates und die Heilenergie, Basel: Schwabe Verlag, 1997, S. 410 ff.

91 Krishnamurti, zit. nach Eckhart Tolle: Eine neue Erde – Bewusstseinssprung anstelle von Selbstzerstörung, München, Goldmann, 2005, S. 209

92 Anna Platsch: Die heimlichen Kapellen – Spuren Suche, Norderstedt: Books on Demand, 2001

93 Irina Tweedie: Der Weg durchs Feuer, Interlaken: Ansata, 1988 (München: Heyne, 2005)

94 G.G. Jampolsky: Was heilt ist die Liebe – Schritte zu innerem Frieden, München: Kösel, 2001, S. 139

Über den Autor

Dr. med. Klaus-Dieter Platsch ist Arzt für Innere Medizin, chinesische Medizin und Psychotherapie.

Er ist Dozent der Deutschen Ärztegesellschaft für Akupunktur, Leiter des Instituts für Integrale Medizin in Bad Endorf und Begründer und Leiter des medizinischen Begleitstudiums *Caring and Healing* für Medizinstudierende, Ärzte und Menschen anderer Heilberufe an der Akademie der Steinbeis Hochschule Berlin. Platsch unterrichtet seit über dreißig Jahren international in Seminaren und Vorträgen zu Themen einer integralen, in der Tiefe heilenden Medizin und der Entwicklung einer heilsamen ärztlich-therapeutischen Persönlichkeit.

2006 entwickelte Platsch das zweijährige Curriculum „Heilende Medizin – eine integrale Ausbildung für Menschen im Heilberuf", das bis heute zahlreiche Menschen durchlaufen haben. Seit 2016 leitet er das Begleitstudium *Caring and Healing*, das in Präsenzeinheiten auf der Fraueninsel im Chiemsee und während der Vorlesungszeiten mittels Online-Unterricht durchgeführt wird.

Platsch ist Autor einer Reihe von Büchern:
- Psychosomatik in der chinesischen Medizin, Urban&Fischer
- Die fünf Wandlungsphasen – das Tor zur chinesischen Medizin, Urban&Fischer
- Das heilende Feld – Was Sie selbst für Ihre Heilung tun können, Knaur TB
- Die Medizin heilen – An der Schwelle einer neuen Gesundheitskultur, Verlag für Systemische Medizin

Als Herausgeber und Co-Autor sind folgende Titel bei Books on Demand, Norderstedt, erschienen:
- Medizin und Spiritualität – ein Geschmack vom Heilen
- Tod und Sterben – ein Geschmack der Ewigkeit
- Bewusstsein und Transformation – ein Geschmack vom Ganzen
- Integration von Spiritualität – ein Geschmack im medizinischen Alltag
- Medizin und Mitgefühl

Kontaktadresse:
Dr. med. Klaus-Dieter Platsch
Institut für Integrale Medizin
Traunsteiner Str. 11
83093 Bad Endorf

Fax +49-(0)8053-799 4322
E-Mail: info@integrale-medizin.net

Hinweise über Vorträge, Seminare und die Ausbildungen können Sie der Homepage www.drplatsch.de entnehmen.

Alle Informationen zum Begleitstudium *Caring and Healing* für Medizin-studierende, Ärzte und Menschen akademischer Heilberufe finden Sie unter www.caringandhealing.de.